... in der Praxis
Vom 1. Tag bis zur Prüfung

von

Jeannette Mangold

Manuela Ziebula

unter Mitarbeit der Verlagsredaktion

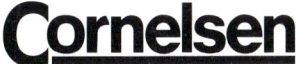

Cornelsen

Unsere Autorinnen:

Mangold, Jeannette: Lehrerin für Pflegeberufe an einer Altenpflegeschule, Praxisanleiterin in der Pflege, Altenpflegerin

Ziebula, Manuela: Lehrerin für Pflegeberufe an einer Altenpflegeschule, Krankenschwester

Weitere Titel der Reihe „In guten Händen"

Altenpflege, Band 1
(ISBN-13: 978-3-464-45211-0)
(ISBN-10:   3-464-45211-5)
Altenpflege, Band 2
(ISBN-13: 978-3-464-45212-7)
(ISBN-10:   3-464-45212-3)
Vorbereitung für die lernfeldorientierte Prüfung
(ISBN-13: 978-3-464-45285-1)
(ISBN-10:   3-464-45285-9)

Arbeitsbuch 1
(ISBN-13: 978-3-464-45281-3)
(ISBN-10:   3-464-45281-6)
Arbeitsbuch 2
(ISBN-13: 978-3-464-45282-0)
(ISBN-10:   3-464-45282-4)
Handreichungen für den Unterricht zu Arbeitsbuch 1 und 2
(ISBN-13: 978-3-464-45213-4)
(ISBN-10:   3-464-45213-1)

Projektleitung: Edith Schlicht
Redaktion: Anja Lull
Umschlaggestaltung: Wolfgang Lorenz
Layout: Christoph Berten, Berlin
Technische Umsetzung: sign, Berlin
Titel: Joachim Gottwald, Berlin

www.cornelsen.de

Die Internetadressen und -dateien, die in diesem Lehrwerk angegeben sind,
wurden vor Drucklegung geprüft (Stand: September 2005). Der Verlag übernimmt
keine Gewähr für die Aktualität und den Inhalt dieser Adressen und Dateien
oder solcher, die mit ihnen verlinkt sind.

1. Auflage, 1. Druck 2006

Alle Drucke dieser Auflage können im Unterricht
nebeneinander verwendet werden.

Druck: Druckhaus Berlin-Mitte

ISBN-13: 978-3-464-45284-4
ISBN-10:   3-464-45284-0

Inhalt gedruckt auf säurefreiem Papier,
umweltschonend hergestellt aus chlorfrei gebleichten Faserstoffen.

Inhalt

Inhalt

Einleitung

Die neue Ausbildungsverordnung in der Altenpflege (AltAPrV), der geforderte handlungsorientierte Unterricht in Lernfeldern und die verstärkte Zusammenarbeit der Schulen mit den Praxiseinrichtungen bieten für Lehrende und Lernende die Chance, den Transfer zwischen Theorie und Praxis zu erleichtern.

Mit den vorliegenden Praxisaufträgen, die den jeweiligen Lernfeldern der AltAPrV zugeordnet sind, werden für die Auszubildenden Lernsituationen in der Praxis geschaffen, in denen sie selbstorganisiert lernen, entscheiden, planen, durchführen, evaluieren und reflektieren können. Dadurch wird die Handlungskompetenz der Auszubildenden gefördert.

Die Bearbeitung dieser Aufgaben und insbesondere die abschließende Präsentation der Ergebnisse bieten den Auszubildenden die Möglichkeit, ihr Wissen im Team zu erarbeiten und weiterzugeben. Diese Form der Bearbeitung soll in Absprache mit den Praxisanleiterinnen in den Einrichtungen geschehen. Sie bietet den Auszubildenden unabhängig davon die Möglichkeit, die Aufgaben während ihres normalen Arbeitsablaufes selbstständig zu bearbeiten. Somit soll den knappen Zeitressourcen in den Einrichtungen Rechnung getragen werden. Voraussetzung dafür ist eine gute Kommunikation zwischen den Schulen als theoretischem Ausbildungsort und den Praxiseinrichtungen.

Die Praxisaufträge stellen für die Praxisanleiterinnen neben ihrem reichen Erfahrungsschatz ein zusätzliches Instrument der praktischen Ausbildung dar. Die Auswertung dieser Praxisaufträge kann als Beurteilungskriterium zur Einschätzung der Leistungen der Auszubildenden mit herangezogen werden. Dadurch werden die Entwicklungsschritte der Auszubildenden transparent gemacht. So erhält nicht nur die Praxisanleiterin einen Einblick in die Fachkompetenz der Auszubildenden, sondern auch die Auszubildenden können durch die eigene Reflexion und das Feedback der Praxisanleiterin zu jedem Praxisauftrag ihre Handlungskompetenz einschätzen.

Durch die Präsentation der Arbeitsergebnisse der Auszubildenden können die Pflegenden in der Praxiseinrichtung im Sinne des lebenslangen Lernens am „frischen" Theoriewissen partizipieren. Ebenso dienen diese Präsentationen als Impulse, die zur fachlichen Auseinandersetzung und der Reflexion des eigenen Handelns anregen.

Durch die kompakte und systematische Gestaltung dieses Arbeitsbuchs für die Praxis bietet sich den Lehrenden in den Schulen die Möglichkeit, die Erfahrungen der Auszubildenden im Unterricht zu thematisieren. Somit können Ergebnisse, die die Auszubildenden in der Praxis gesammelt haben, nochmals aus theoretischer Sicht reflektiert werden. Der Kreis des Theorie-Praxis-Transfers schließt sich. Diese Verknüpfung von Theorie und Praxis bietet den Auszubildenden die Chance, sich optimal auf die Anforderungen des Altenpflegeberufs vorzubereiten.

In diesem Sinne wünschen wir Ihnen für die Ausbildung alles Gute,

Jeannette Mangold & Manuela Ziebula

Hinweis In diesem Buch wird grundsätzlich die feminine Sprachform benutzt, da der Großteil der Lernenden, Lehrenden und zu Pflegenden in der Altenpflege weiblich ist. Finden Sie im Text eine geschlechtsspezifische Form, so ist immer auch das andere Geschlecht gemeint.

Durch die Bearbeitung der Praxisaufträge soll das theoretische Wissen für die Auszubildenden in der Praxis anwendbar werden. Daher haben unsere Praxisaufträge folgende Schwerpunkte:
Selbsterfahrung, Wahrnehmung, Beobachtung, Anleitung und Beratung, Wissens- und Erfahrungsweitergabe. Weiterhin können der Umgang mit der Pflegeplanung eingeübt, das theoretische Wissen vertieft, Handlungen evaluiert und reflektiert werden. Nicht zuletzt lernen die Auszubildenden, ihr Wissen in der Praxis sowohl zu generalisieren als auch zu individualisieren. Die Praxisaufträge stellen somit neben der Ausbildungsbegleitung auch ein optimales, zusätzliches Instrument für die praktische Prüfungsvorbereitung dar.
Die 88 Praxisaufträge umfassen Theorieinhalte aus allen Lernfeldern. Angesichts der vielfältigen Themen können Sie gezielt Praxisaufträge auswählen und während der Ausbildungszeit bearbeiten. Überlegen Sie hierzu zu Beginn einer Praxisphase gemeinsam, welche Arbeitsaufträge sich für die kommende Praxisphase eignen. Dabei sollten Sie berücksichtigen, dass das Thema des Praxisauftrags in der Schule bereits unterrichtet wurde, also die Praxisaufträge zeitnah zur Theorievermittlung bearbeitet werden. Sprechen Sie sich hierzu mit der Schule ab.

Die Praxisaufträge sind nach folgendem Schema aufgebaut:
Zunächst erfolgt eine schwerpunktmäßige Lernfeldzuordnung, d. h. das Thema eines Praxisauftrags ist als **Handlungsschwerpunkt** dem Lernfeld zugeordnet, zu dem es die meisten Bezugspunkte hat.
Zur besseren Orientierung haben wir Lernziele formuliert, so dass es klar ersichtlich wird, welche **Ziele und Kompetenzen** mit den jeweiligen Praxisaufträge erreicht werden sollen.
Die Praxisaufträge sind in einzelne **Aufgaben** untergliedert. Somit kann die Bearbeitung eines Praxisauftrags über mehrere Tage in realistischen Zeiteinheiten in den Pflegealltag integriert werden. Manche Aufgaben (vor allem Beobachtungsaufgaben) sollten über einen längeren Zeitraum durchgeführt werden. Da der praktische Teil der Ausbildung individuell unterschiedlich gestaltet ist, haben die Autorinnen sich für den Ausdruck „angemessener Zeitraum" entschieden. Sie empfehlen, dass Sie vor Bearbeitung der Aufgabe einen festen Zeitrahmen festlegen.
Praxisaufträge aus dem Lernfeld 1.5 unterscheiden sich insofern von den restlichen Aufträgen, als dass sie eine gute Vorbereitung für eine Anleitungssituation bieten. Die Auszubildenden wiederholen anhand dieser Aufgaben die erforderlichen theoretischen Grundlagen und bereiten sich gleichzeitig durch das Niederschreiben der Handlungsabläufe auf die praktische Durchführung vor.
Im Anschluss an die Bearbeitung eines Praxisauftrags reflektieren Sie gemeinsam mithilfe des **Reflexionsbogens** (→ S. 168) die Leistung der Auszubildenden. Durch die visuelle Darstellung der Beurteilung wird für beide sichtbar, welche beruflichen Handlungskompetenzen sich bereits entwickelt haben und welche noch gefördert werden sollten.
Um den Prozess der Kompetenzentwicklung auf einen Blick nachzuvollziehen, steht der **Verlaufsbogen zur Kompetenzentwicklung** (→ S. 160) zur Verfügung, der gleichzeitig als Kriterium zur Beurteilung der Auszubildenden dient. Alle Praxisaufträge sind hier abgebildet und können auch bei mehrmaliger Durchführung bewertet werden.
Die **Checklisten** (im Anschluss an ausgewählte Handlungsschwerpunkte) dienen als weiteres Instrument zur Prüfungsvorbereitung. Hierbei können Sie unterschiedliche Handlungsabläufe generalisieren.

> **Hinweis** | Bitte beachten Sie, dass Sie aus datenschutzrechtlichen Gründen bei allen Aufgaben lediglich die Initialen der Bewohnerinnen benennen dürfen.

Biografiearbeit

Sie führen Biografiearbeit selbstständig durch und erkennen deren Einfluss auf die Beziehungsebene zu Bewohnerinnen.

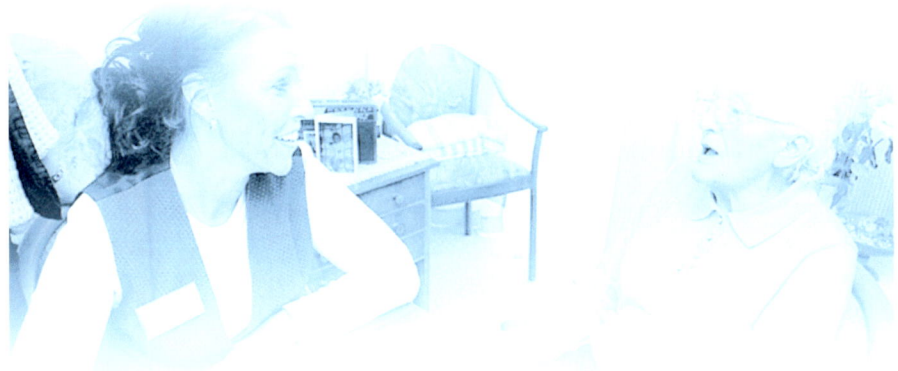

1 Eine Biografie ist mehr als ein Lebenslauf!
Informieren Sie sich in Ihren Mitschriften und Unterrichtsmaterialien, welche Grundsätze Sie beim Erlangen von biografischen Informationen beachten müssen und halten Sie die Ergebnisse schriftlich fest.

_____

_____

_____

_____

_____

_____

_____

_____

_____

_____

_____

_____

_____

Aufgaben

Biografiearbeit

→ S. 48, S. 398

→ S. 14, S. 85

→ S. 85, S. 123

2 Wählen Sie eine Bewohnerin aus, zu der Sie bereits eine Beziehung aufgebaut haben. Fragen Sie sie, ob sie einverstanden ist, dass Sie im Rahmen Ihrer Ausbildungstätigkeit ihre Biografie erstellen.

3 Ihre ersten Informationen und Gesprächsanknüpfungspunkte erhalten Sie durch die bereits bestehende Dokumentationsmappe der Bewohnerin. Nutzen Sie diese im gemeinsamen Gespräch.

4 Im Rahmen Ihrer grundpflegerischen Tätigkeiten erfahren Sie mehr über die Bewohnerin. Nutzen Sie auch Fotos, besondere Kleidungsstücke oder Schmuck als Zugangsquelle zu einem Gespräch.

5 Sie haben nun schon einige Informationen über das Leben der Bewohnerin gesammelt. Versuchen Sie nun, sich über den historischen Kontext der persönlichen Erfahrungen zu informieren (z. B. Internet, Geschichtsbücher). Dadurch erhalten Sie weitere Gesprächsanknüpfungspunkte.

6 Schreiben Sie Ihre gesammelten Informationen nieder. Lesen Sie die Biografie gemeinsam mit der Bewohnerin. Fügen Sie eventuelle Korrekturen ein.

7 Fügen Sie mit dem Einverständnis der Bewohnerin die Biografie in die Dokumentationsmappe ein.

8 Reflektieren Sie schriftlich darüber, inwieweit sich Ihre Beziehung und die pflegerische Arbeit durch die Biografiearbeit mit der Bewohnerin verändert haben.

Pflegeplanung

Sie erstellen eine ressourcenorientierte Pflegeplanung.

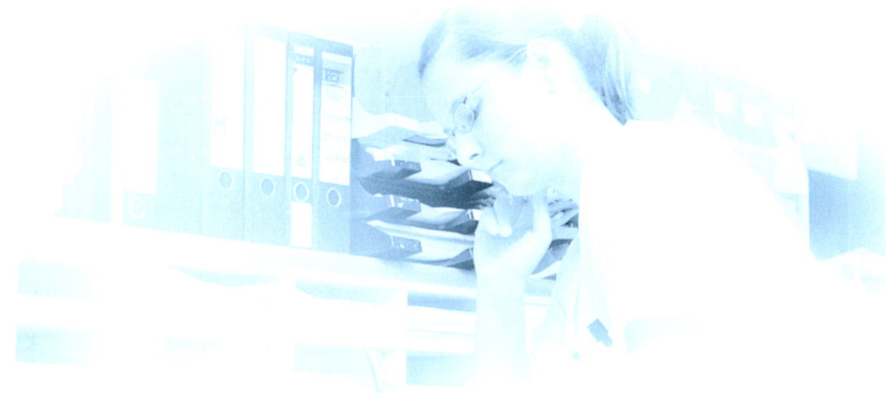

Handlungsschwerpunkt aus LF 1.2

Ziele/Kompetenzen

1 Sichten Sie das Dokumentationssystem Ihrer Einrichtung. Stellen Sie alle zur Aufnahme einer Bewohnerin benötigten Formulare zusammen. Vergleichen Sie die Inhalte und Funktionen der einzelnen Formulare mit Ihren Mitschriften und Unterrichtsmaterialien.

2 Wählen Sie eine Bewohnerin aus. Legen Sie für diese eine Pflegedokumentation an. Bearbeiten

 *Es bietet sich an, diese Aufgabe für dieselbe Bewohnerin auszuführen, deren Biografie Sie schon erstellt haben.*

3 Füllen Sie das Stammblatt vollständig aus. Informieren Sie sich hierbei über Ihnen unbekannte medizinische und pflegerische Fachbegriffe sowie deren Bedeutung. Übertragen Sie die ärztlichen Anordnungen.

4 Erheben Sie anhand des entsprechenden Dokumentationsbogens eine Pflegeanamnese für die Bereiche Körperpflege, Kleiden und Bewegung.

> **Hinweis** Zur Pflegeanamnese gehört unter Umständen auch das Ausfüllen der Risikoerhebungsbögen.

5 Formulieren Sie alle Ressourcen der Bewohnerin zu den oben aufgeführten Bereichen in der Tabelle auf Seite 10.

6 Erfassen Sie die Pflegeprobleme und -ressourcen der Bewohnerin auf dem dafür vorgesehenen Formular der Pflegedokumentation.

> **Hinweis** Wenn in Ihrer Einrichtung mit Pflegediagnosen gearbeitet wird, erfassen Sie die Pflegediagnosen.

7 Formulieren Sie in der Pflegeplanung zu jedem Pflegeproblem ein Pflegeziel, das Sie gemeinsam mit der Bewohnerin erreichen möchten.

8 Planen und formulieren Sie die Pflegemaßnahmen, die dazu führen, dass Sie das Pflegeziel erreichen. Berücksichtigen Sie hierbei hausinterne Pflegestandards.

Aufgaben

Pflegeplanung

 → S. 59

 → S. 32

 → S. 61, S. 96, S. 130

Bereich	Ressourcen
Körperpflege	
Kleiden	
Bewegung	

*Diese Aufgabe eignet
sich zum mehrmaligen
Bearbeiten.*

9 Vergleichen Sie die von Ihnen erstellte Pflegeplanung mit der bereits bestehenden hinsichtlich Formulierung, Inhalt und Aktualität. Tauschen Sie sich über Ihre Ergebnisse mit der Praxisanleiterin aus.

Händehygiene

Sie kennen die Bedeutung der Händehygiene und wenden die geltenden Richtlinien entsprechend an.

Sie leiten andere Menschen bezüglich der Durchführung von hygienischen Maßnahmen an.

1 Beobachten Sie Ihre Händehygiene im außerdienstlichen Alltag. Halten Sie schriftlich die Häufigkeit und den Anlass des Händewaschens in Ihrem Tagesablauf fest.

_____

_____

_____

2 Versetzen Sie sich in die Rolle einer Bewohnerin. Formulieren Sie schriftlich Ihre Erwartungen an das Pflegepersonal: Wann und wie oft sollte eine Pflegekraft sich die Hände waschen oder desinfizieren?

_____

_____

_____

_____

_____

3 Beobachten und notieren Sie auf einem separaten Blatt Anlass, Art und Häufigkeit von
- Händewaschen,
- Händedesinfektion und
- Handpflege

während eines Dienstes.

4 Vergleichen Sie Ihre Notizen aus Aufgabe 3 mit den geltenden Hygienevorschriften Ihrer Einrichtung, Ihren Mitschriften und Unterrichtsmaterialien. Besprechen Sie Ihre Ergebnisse mit der Praxisanleiterin.

5 Stellen Sie Ihrem Team bei der Übergabe in einem Kurzvortrag die Bedeutung der Händehygiene vor. Berücksichtigen Sie bei der Planung des Vortrags folgende Punkte:
- Begründen Sie, warum eine hygienische Händedesinfektion im Umgang mit alten und/oder kranken Menschen notwendig ist.
- Demonstrieren Sie die den Richtlinien Ihrer Einrichtung entsprechende korrekte hygienische Händedesinfektion und das korrekte Händewaschen.
- Erläutern Sie, wann hygienische Händedesinfektion, Händewaschen und Handpflege notwendig sind.

Handlungsschwerpunkt aus LF 1.3

Ziele/Kompetenzen

Aufgaben

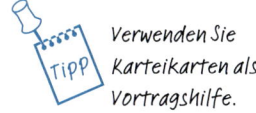

Verwenden Sie Karteikarten als Vortragshilfe.

Checkliste zur Händehygiene

Vorbereitung

_____
_____
_____
_____
_____
_____

Durchführung

_____
_____
_____
_____
_____
_____

Nachbereitung

_____
_____
_____
_____
_____

Tipps, Tricks & Fallen

_____
_____
_____
_____
_____

Persönliche Hygiene

Sie kennen die Bedeutung der persönlichen Hygiene und setzen diese im Alltag um.

Sie leiten Menschen situationsgerecht bezüglich der Einhaltung von persönlicher Hygiene an.

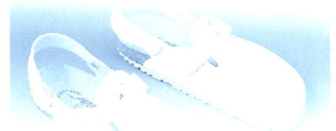

Handlungsschwerpunkt aus LF 1.3

Ziele/Kompetenzen

1 Vertiefen Sie Ihr theoretisches Wissen zum Thema „Persönliche Hygiene" durch Lesen aktueller Fachliteratur, die in Ihrer Einrichtung vorhanden ist.

2 Begründen Sie, warum eine Pflegeperson kurze Fingernägel, keine Ringe, keinen Nagellack, geschlossenes Schuhwerk und zusammengebundene Haare tragen sollte. Halten Sie Ihre Ergebnisse schriftlich fest.

Aufgaben

3 Vergleichen Sie Ihre Ergebnisse mit Ihrem eigenen äußeren Erscheinungsbild. Ziehen Sie entsprechende Konsequenzen.

4 Stellen Sie das Thema „persönliche Hygiene" im Team zur Diskussion. Jedes Teammitglied bringt sein Wissen und seine Meinung zur persönlichen Hygiene im Pflegealltag ein. Im Anschluss daran präsentieren Sie Ihre Ergebnisse der Literaturrecherche in Form eines Kurzvortrags.

Veranschaulichen Sie bildhaft anhand eines Plakats die vorschriftsmäßige persönliche Hygiene. Das Plakat kann im Dienstzimmer oder Pausenraum für jedes Teammitglied sichtbar angebracht werden.

Handlungsschwerpunkt aus LF 1.3

Ziele/Kompetenzen

Desinfektion und Sanitation

Sie kennen die Wirkungsweise und Anwendung der im Stationsalltag verwendeten Desinfektions- und Reinigungsmittel.

Aufgaben

1 Machen Sie sich auf die Suche nach dem Hygieneplan Ihres Wohnbereichs. Informieren Sie sich über den Inhalt des Hygieneplans. Erfassen Sie schriftlich, bei welchen Tätigkeiten Sie die Richtlinien des Hygieneplans umsetzen.

_____

_____

_____

_____

_____

2 Informieren Sie sich darüber, welche Desinfektionsmittel in Ihrer Einrichtung zum Einsatz kommen.
Erstellen Sie eine Tabelle, aus der für Sie ersichtlich wird, welche Desinfektionsmittel Sie wofür und wie oft verwenden. Kennzeichnen Sie deutlich die Konzentration der Desinfektionslösung und deren Einwirkzeit.

3 Befragen Sie das Reinigungspersonal nach den bei der Raumpflege verwendeten Hygienerichtlinien. Ergänzen Sie Ihre Tabelle aus Aufgabe 2.

4 Suchen Sie die Hygienebeauftragte Ihrer Einrichtung auf und erkundigen Sie sich, welche Richtlinien Sie im Umgang mit Lebensmitteln und Geschirr während Ihrer Arbeit zu beachten haben.
Halten Sie schriftlich die für Sie neuen Informationen fest.

_____

_____

_____

_____

_____

5 Tauschen Sie sich mit Ihrer Praxisanleiterin über die Ergebnisse dieses Arbeitsauftrags aus. Klären Sie noch offene Fragen.

für Praxisanleiterinnen: Hier haben Sie die Möglichkeit, Ihrer Auszubildenden die Herstellung einer Desinfektionslösung zu demonstrieren.

Allgemeine Mundpflege

Handlungsschwerpunkt aus LF 1.3

Ziele/Kompetenzen

Sie kennen die Bedeutung einer individuellen Mundpflege und leiten andere Menschen bedarfsgerecht an.

Sie wählen geeignete Hilfsmittel aus, um die Selbstständigkeit von Pflegebedürftigen bei der Mundpflege zu fördern.

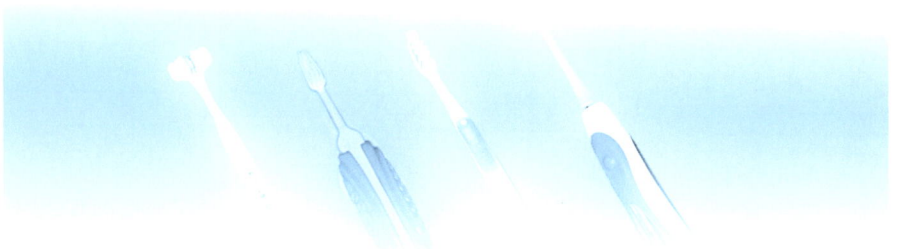

1 Reflektieren Sie folgende Fragen:
Welchen Stellenwert nimmt bei Ihnen die persönliche Mundhygiene ein?
Wie oft und wie lange führen Sie die Mundhygiene durch?

2 Beobachten Sie bei den Pflegebedürftigen, die Sie während einer Frühschicht und einer Spätschicht grundpflegerisch betreuen, wie und wie oft mundpflegerische Maßnahmen durchgeführt werden.

3 Wählen Sie eine Pflegebedürftige aus, die Unterstützung bei der Mundpflege benötigt.
  a Führen Sie zunächst eine genaue Beobachtung des Mundbereiches durch.
  b Halten Sie den Ist-Zustand der Lippen, der Zunge, der Zähne (Prothese), und der Mundschleimhaut der Pflegebedürftigen schriftlich fest.
  c Ordnen Sie Ihre Ergebnisse aus 3 b physiologischen oder pathologischen Befunden der Mundflora zu.

Aufgaben

Übungen zu Mundpflege
→ S. 32

Zahn- und Mundpflege
→ S. 263

---

4 Reflektieren Sie, in welcher Hinsicht der Einsatz von Hilfsmitteln die Selbstständigkeit der Pflegebedürftigen bei der Durchführung der Mundpflege fördert.

5 Führen Sie ein Informationsgespräch durch, in welchem die Pflegebedürftige mehr über die Bedeutung der Mundpflege erfährt und Sie deren individuellen Wünsche bezüglich der Mundpflege kennen lernen.

6 Überprüfen Sie, ob Ihre Ergebnisse in der Pflegeplanung der Bewohnerin bereits berücksichtigt sind. Sollte dies nicht der Fall sein, ergänzen Sie gemeinsam mit Ihrer Praxisanleiterin die Pflegeplanung.

7 Diskutieren Sie die Veränderungen im Team.

Checkliste zur allgemeinen Mundpflege

Vorbereitung

_____

_____

_____

_____

_____

Durchführung

_____

_____

_____

_____

_____

Nachbereitung

_____

_____

_____

_____

Tipps, Tricks & Fallen

_____

_____

_____

_____

Spezielle Mundpflege

Handlungsschwerpunkt aus LF 1.3

Ziele/Kompetenzen

Sie kennen Indikationen und Bedeutung der speziellen Mundpflege und führen diese sachgerecht durch.

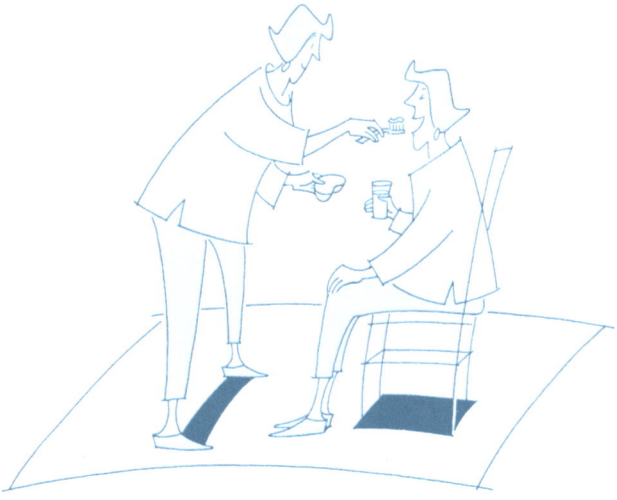

1 Erkundigen Sie sich, bei welchen Pflegebedürftigen Ihres Wohnbereichs eine spezielle Mundpflege durchgeführt wird.
Halten Sie schriftlich die hierbei verwendeten Materialien sowie die Häufigkeit der Maßnahmen fest.

Aufgaben

_____

_____

_____

_____

_____

_____

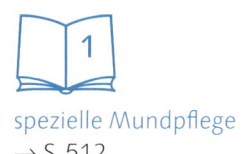

spezielle Mundpflege
→ S. 512

2 Lesen Sie in ihren hausinternen Pflegestandards nach, wie in ihrer Einrichtung die → spezielle Mundpflege durchgeführt wird. Vergleichen Sie Ihre Ergebnisse mit den Empfehlungen des Fachbuchs. Diskutieren Sie mögliche Unterschiede mit Ihrer Praxisanleiterin.

3 Erkundigen Sie sich nach Pflegebedürftigen, bei denen eine spezielle Mundpflege geplant ist, die Durchführung aber Probleme bereitet (z. B. Pflegebedürftige verweigert die Pflegemaßnahme).
Prüfen und besprechen Sie mit Ihrer Praxisanleiterin, ob Anregungen bzw. Maßnahmen aus dem Fachbuch oder den Richtlinien bei der Durchführung umgesetzt werden können. Möglicherweise ist es erforderlich, dass Sie unterschiedliche Maßnahmen einsetzen.

4 Dokumentieren Sie Ihre durchgeführten Maßnahmen (ggf. unter Anleitung der Praxisanleiterin) im Pflegebericht.

5 Präsentieren Sie Ihre Ergebnisse im Team, ggf. erfolgt eine Veränderung der Pflegeplanung.

Tipp *Beobachten Sie eine examinierte Pflegekraft dabei, wie sie Veränderungen in der Pflegeplanung vornimmt.*

Checkliste zur speziellen Mundpflege

Vorbereitung

_____
_____
_____
_____
_____

Durchführung

_____
_____
_____
_____
_____
_____

Nachbereitung

_____
_____
_____
_____

Tipps, Tricks & Fallen

_____
_____
_____
_____

Körperpflege – Wahrung der Intimsphäre

Sie wahren die Intimsphäre der Pflegebedürftigen bei allen pflegerischen Handlungen.

1 Notieren Sie Maßnahmen zur Wahrung der Intimsphäre von Pflegebedürftigen. Berücksichtigen Sie dabei auch, was Ihnen persönlich wichtig ist.

_____

_____

_____

_____

_____

_____

2 Beobachten Sie sich während der nächsten Dienste, ob Sie die Maßnahmen
zur Wahrung der Intimsphäre in der Alltagsroutine umsetzen.

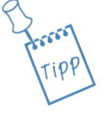

*Bitten Sie Ihre Mitarbeiterinnen, Sie gezielt im Hinblick auf die Aufgabe zu
beobachten. Dies ist für ein umfassendes Feedback in Aufgabe 4 notwendig.*

3 Reflektieren Sie schriftlich, welche Maßnahmen Sie erfolgreich einsetzen
konnten und welche nicht.

_____

_____

_____

_____

_____

_____

4 Lassen Sie sich zu den durchgeführten Maßnahmen zur Wahrung der
Intimsphäre ein Feedback von Ihren Kolleginnen geben. Halten Sie dieses
auch schriftlich, mit Datum versehen, fest.

*für Praxisanleiterinnen: Diese Praxisaufgabe richtet sich nicht nur an Auszubildende
des 1. Ausbildungsjahres. Sie soll sogar im 2. und 3. Ausbildungsjahr wiederholt werden. Hierbei haben Sie und die Lernenden die Möglichkeit, die Ergebnisse der Reflexion
im Hinblick auf den individuellen Lernerfolg auszuwerten.*

**Handlungsschwerpunkt
aus LF 1.3**

Ziele/Kompetenzen

Aufgaben

Handlungsschwerpunkt aus LF 1.3

Körperpflege – Ressourcenorientierung

Ziele/Kompetenzen

Sie erkennen die Ressourcen von Pflegebedürftigen und integrieren dieselben während der Körperpflege.

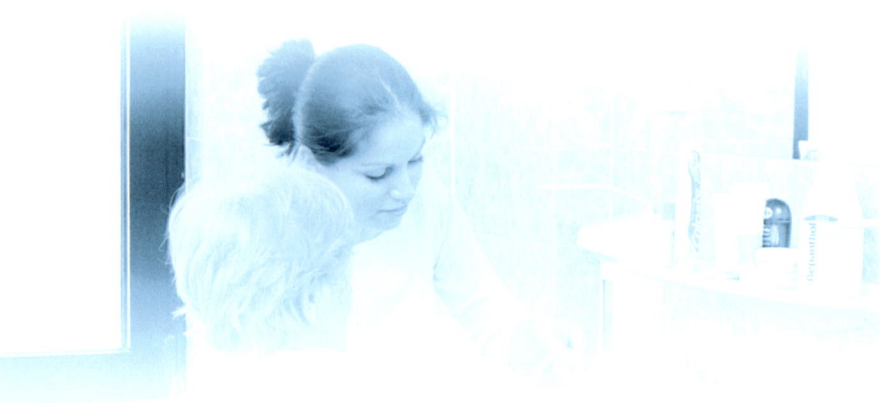

Aufgaben

1 Wählen Sie eine Pflegebedürftige aus, die Unterstützung bei der Körperpflege benötigt. Informieren Sie sich in ihrer Pflegeplanung über den Ist-Zustand, sowie die Probleme und Ressourcen bei der Körperpflege.

2 Führen Sie über einen längeren Zeitraum die Körperpflege entsprechend der Pflegeplanung durch. Überprüfen Sie dabei immer wieder, ob die beschriebenen Ressourcen der Pflegebedürftigen genutzt werden.
Halten Sie schriftlich sowohl die Ressourcen als auch Ihre Erfahrungen stichwortartig fest.

_____

_____

_____

_____

_____

_____

_____

_____

_____

3 Diskutieren Sie im Team Ihre Ergebnisse, Erfahrungen sowie Umsetzungsmöglichkeiten der von Ihnen geplanten Maßnahmen.

Tipp

Beobachten Sie eine examinierte Pflegekraft dabei, wie sie Veränderungen in der Pflegeplanung vornimmt.

Körperpflege – Beobachtung

Sie erkennen Veränderungen der Haut und Hautanhangsgebilde während der Körperpflege bei einer Pflegebedürftigen durch systematische Beobachtung.

Ziele/Kompetenzen

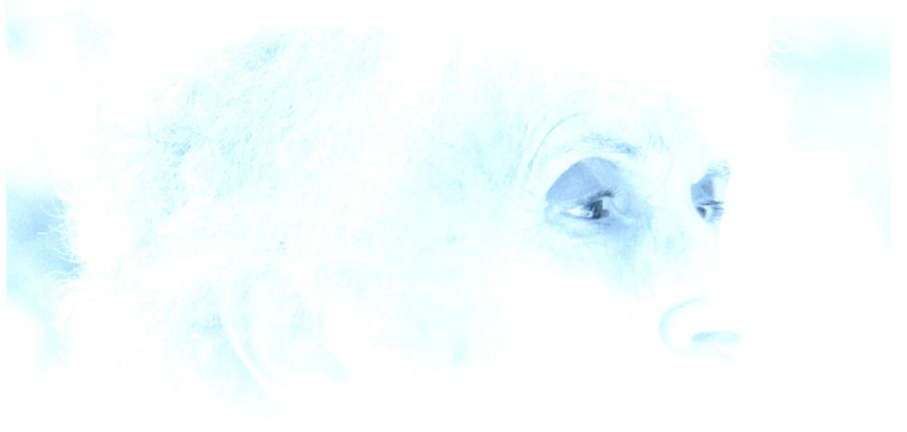

1 Führen Sie bei drei Pflegebefürftigen die regelmäßig wiederkehrende Körperpflege durch.

2 Dokumentieren Sie anhand der Übersicht zur Körperbeobachtung auf S. 22 Ihre Beobachtungen.

3 Teilen Sie die von Ihnen beobachteten Veränderungen dem Team mit. Diskutieren Sie deren mögliche Ursachen, notieren Sie diese und überprüfen Sie Ihre Ergebnisse durch Recherche in der Fachliteratur.

Aufgaben

Körperpflege → S. 250

 *für Praxisanleiterinnen: Geben Sie der Lernenden die Möglichkeit, unter Ihrer Anleitung die eigenen Beobachtungen bzw. Veränderungen im Pflegebericht zu dokumentieren.*

4 Reflektieren Sie in schriftlicher Form darüber, ob und wie sich Ihr Beobachtungsverhalten im Rahmen dieser Praxisaufgabe verändert hat.

_____

_____

_____

_____

_____

_____

_____

Übersicht zur Körperbeobachtung

Namenskürzel Pflegebedürftige:
Beobachtungszeitraum:

	1. Tag – Ist-Zustand	Veränderungen innerhalb der 1. Woche	Veränderungen innerhalb der 2. Woche
Hautstruktur			
Farbe der Haut			
Feuchtigkeit			
Turgor			
Haare			
Auge			
Nase			
Ohr			
Mund			
Nägel			
Körpergeruch			

Checkliste zur Körperpflege

Vorbereitung

_____

_____

_____

_____

_____

_____

Durchführung

_____

_____

_____

_____

_____

_____

Nachbereitung

_____

_____

_____

_____

_____

Tipps, Tricks & Fallen

_____

_____

_____

_____

_____

Handlungsschwerpunkt aus LF 1.3

Ziele/Kompetenzen

Unterstützung beim Kleiden

Sie berücksichtigen individuelle Kleidungsgewohnheiten bei der Auswahl von Kleidungsstücken.

Sie beraten hinsichtlich des Einsatzes geeigneter Hilfsmittel zum An- und Auskleiden.

Aufgaben

1 Lassen Sie sich von einer Bewohnerin von den Kleidungsgewohnheiten von „Früher" und „Heute" berichten.
Halten Sie Ihre Ergebnisse schriftlich fest. Berücksichtigen Sie hierbei individuelle Wertvorstellungen hinsichtlich der Kleidung.

_____

_____

_____

_____

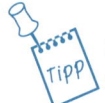 *Befragen Sie auch andere Bewohnerinnen bezüglich ihrer Kleidungsgewohnheiten, z. B. während der Durchführung pflegerischer Maßnahmen.*

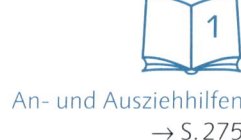

An- und Ausziehhilfen
→ S. 275

2 Erfassen Sie schriftlich die in Ihrer Einrichtung zum Einsatz kommenden Hilfsmittel zum An- und Auskleiden. Ergänzen Sie ggf. → An- und Ausziehhilfen, die im Fachbuch dargestellt sind.

_____

_____

_____

_____

3 Wählen Sie eine Bewohnerin mit einer Bewegungseinschränkung aus, die auf die Hilfe des Pflegepersonals beim An- und Auskleiden angewiesen ist. Vergleichen Sie anhand Ihrer in Aufgabe 2 erstellten Liste, welche Hilfsmittel und welche Veränderungen an ihrer Kleidung ihr ein selbstständigeres An- und Auskleiden ermöglichen könnten.
4 Tauschen Sie sich über Ihre Ergebnisse mit der Praxisanleiterin und Teamkolleginnen aus.
5 Führen Sie im Beisein Ihrer Praxisanleiterin ein Beratungsgespräch über Ankleidehilfen mit der Bewohnerin. Werten Sie dieses Gespräch im Anschluss gemeinsam aus.

Essgewohnheiten „Früher" und „Heute"

Sie berücksichtigen individuelle und regionale Essgewohnheiten sowie institutionelle Gegebenheiten bei der Planung von Mahlzeiten.

Ziele/Kompetenzen

1 Informieren Sie sich bei Pflegebedürftigen über den Stellenwert des Themas „Essen und Trinken". Berücksichtigen Sie hierbei folgende Punkte:

Aufgaben

- Individuelle Bedeutung des Themas
- Individuelle Essgewohnheiten
- Unterschiede zwischen „Früher" und „Heute"
- Gestaltung des Essplatzes
- Regionale Besonderheiten

Führen Sie ein solches Gespräch situationsgerecht z. B. während pflegerischer Tätigkeiten.

2 Nutzen Sie weitere Informationsquellen, die Ihnen Auskunft über die Essgewohnheiten der Menschen Ihrer Region in vergangenen Zeiten geben.

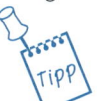

Nutzen Sie als Informationsquelle das Internet, aber auch das örtliche Heimatmuseum oder andere Ausstellungen zum Thema.

3 Diskutieren Sie im Team Ihre Ergebnisse und Umsetzungsmöglichkeiten. Besprechen Sie mit Ihren Kolleginnen, ob die beschriebene Pflegeanamnese bezüglich des Essens und Trinkens in der Dokumentationsmappe ergänzt bzw. verändert werden muss.

Handlungsschwerpunkt aus LF 1.3

Leibgericht

Ziele/Kompetenzen

Sie berücksichtigen individuelle und regionale Essgewohnheiten sowie institutionelle Gegebenheiten bei der Speiseplangestaltung.

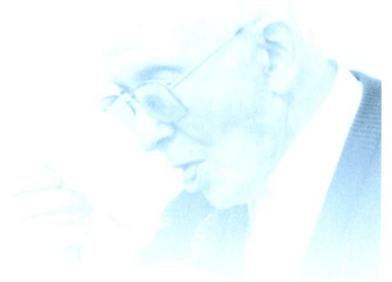

Aufgaben

1. Befragen Sie alle Bewohnerinnen Ihres Wohnbereichs nach deren Leibgericht.
2. Gestalten Sie ein Plakat, das die Leibgerichte der Bewohnerinnen visualisiert.

 *Diese Aufgabe bietet sich auch als Rehabilitierungs- und Aktivierungsmaßnahme an: So könnten die Bewohnerinnen mit Ihrer Unterstützung das Plakat gestalten. Ihrer Kreativität sind dabei keine Grenzen gesetzt.*

3. Diskutieren Sie mit Ihrer Praxisanleiterin Möglichkeiten, die Vorlieben der Bewohnerinnen im Speiseplan zu berücksichtigen.
4. Planen Sie schriftlich die Umsetzung der Möglichkeiten aus Aufgabe 3.

Erfassen des Ernährungszustands

Sie erfassen den Ernährungszustand von Bewohnerinnen und leiten daraus mögliche Pflegeprobleme oder Pflegediagnosen ab.

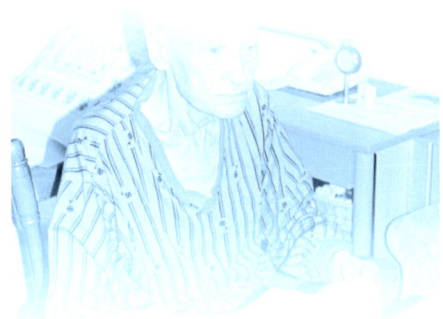

Handlungsschwerpunkt aus LF 1.3

Ziele/Kompetenzen

1 Informieren Sie sich im Fachbuch über Möglichkeiten, den → Ernährungszustand von Bewohnerinnen einzuschätzen.

2 Erfassen Sie die zur Berechnung des Body-Mass-Index (BMI) notwendigen Daten einiger Bewohnerinnen.

3 Berechnen Sie deren BMI.

4 Schätzen Sie darauf hin den Ernährungszustand sowie sich daraus ableitende Pflegeprobleme/-diagnosen schriftlich ein.

Aufgaben

Ernährungszustand
→ S. 198, S. 428

Namenskürzel der Bewohnerin	Körpergewicht	Körpergröße	BMI	Ernährungs-zustand	Pflegeprobleme/ Pflegediagnose

5 Informieren Sie Ihr Team über Ihre Beobachtungen und halten Sie einen Kurzvortrag über potentielle Pflegeprobleme bei Adipositas und Kachexie.

An dieser Stelle können Sie eine Fallbesprechung zu einer gefährdeten Bewohnerin planen und durchführen. Anhand der potenziellen Probleme können alle notwendigen Pflegemaßnahmen besprochen werden.

Handlungsschwerpunkt aus LF 1.3

Hilfsmittel zur Unterstützung der Nahrungsaufnahme

Ziele/Kompetenzen

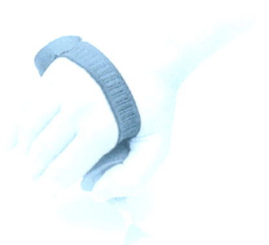

Sie kennen und nutzen Hilfsmittel zur Unterstützung der Nahrungsaufnahme und beraten bei Bedarf über Anwendung und Finanzierung.

Aufgaben

Hilfsmittel zur Nahrungsaufnahme → S. 277

1 Sammeln Sie schriftlich die Hilfsmittel, welche in Ihrer Einrichtung zur Unterstützung der Nahrungs- und Flüssigkeitsaufnahme zum Einsatz kommen. Ergänzen Sie Ihre Liste ggf. um im Fachbuch dargestellte Hilfsmittel.

_____

_____

_____

_____

_____

_____

_____

_____

_____

_____

_____

_____

_____

_____

_____

_____

_____

_____

_____

_____

_____

2 Informieren Sie sich darüber, wer die Kosten für diese Hilfsmittel übernimmt.

3 Wählen Sie eine Bewohnerin aus, die auf die Hilfe des Pflegepersonals beim Essen und Trinken angewiesen ist. Diskutieren Sie mit Ihrer Praxisanleiterin mögliche Hilfsmittel, die ihr ein selbstständigeres Essen und Trinken ermöglichen.

Flüssigkeitszufuhr

Handlungsschwerpunkt aus LF 1.3

Ziele/Kompetenzen

Sie planen bedarfsgerecht Maßnahmen der Exsikkoseprophylaxe und setzen diese im pflegerischen Alltag um.

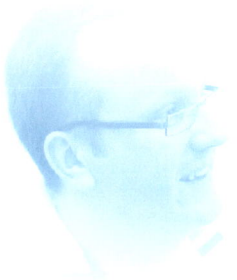 

1 Beobachten Sie über drei Tage Ihr eigenes Trinkverhalten bezüglich Art und Menge der Getränke.
   a Halten Sie Ihre Ergebnisse schriftlich in einem Trinkprotokoll fest.
   b Werten Sie Ihr Trinkverhalten aus.

2 Informieren Sie sich im Fachbuch, welche Anzeichen auf eine → Exsikkose hindeuten und welche Folgen zu erwarten sind. Halten Sie Ihre Ergebnisse schriftlich fest.

Aufgaben

Exsikkose → S. 450

_____

_____

_____

_____

_____

_____

_____

_____

3 Beobachten Sie über einen längeren Zeitraum bei vier Bewohnerinnen Ihrer Wohngruppe das Trinkverhalten bzw. die Flüssigkeitszufuhr.

4 Erstellen Sie für jede Bewohnerin ein Trinkprotokoll.

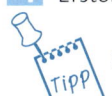 _Bitten Sie Ihre Kolleginnen, Sie bei der Durchführung dieser Aufgabe zu unterstützen._

5 Werten Sie alle Trinkprotokolle hinsichtlich folgender Fragestellungen aus:
   • Wie viel Flüssigkeit hat die Bewohnerin tatsächlich zu sich genommen?
   • Entsprechen die Ergebnisse den Empfehlungen zur Flüssigkeitsaufnahme?

6 Schätzen Sie mit Hilfe des → Pflegeassessments zur Dehydrationsprophylaxe das Exsikkoserisiko der Bewohnerinnen ein und leiten Sie aus dem Ergebnis notwendige Pflegemaßnahmen ab.

7 Evaluieren Sie nach einer Woche im Team das Ergebnis Ihrer Maßnahmen zur Exsikkoseprophylaxe und nehmen Sie ggf. nach Absprache mit der Praxis-anleiterin Änderungen in der Pflegeplanung vor.

Pflegeassessment zur Dehydrationsprophylaxe → S. 349

Checkliste zur Exsikkoseprophylaxe

Vorbereitung

Durchführung

Nachbereitung

Tipps, Tricks & Fallen

Nahrung anreichen

Sie reichen Nahrung bedürfnisorientiert und fachgerecht an.

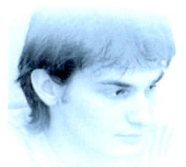

Handlungsschwerpunkt aus LF 1.3

Ziele/Kompetenzen

1 Erfassen Sie in Ihrem Wohnbereich die Anzahl der Bewohnerinnen, die bei der Nahrungsaufnahme unterstützt werden. Halten Sie fest, wann und aus welchen Gründen Nahrung am Tisch oder am Bett angereicht wird.

2 Informieren Sie sich über den → Schluckvorgang sowie mögliche → Schluckstörungen und halten Sie Ihre Ergebnisse schriftlich fest.

Aufgaben

Schluckvorgang → S. 157

Schluckstörungen → S. 346

3 Reichen Sie die Nahrung bei einer Pflegebedürftigen ohne Schluckstörungen an. Dokumentieren Sie Ihre Beobachtungen inklusive der Nahrungsmenge, die aufgenommen wurde. Halten Sie ebenfalls schriftlich fest, welche Probleme sich beim Anreichen der Nahrung ergeben haben.

4 Lassen Sie sich heute beim Anreichen der Nahrung von Ihrer Praxisanleiterin beobachten. Reflektieren Sie gemeinsam Ihre Tätigkeit. Berücksichtigen Sie dabei Maßnahmen zur → Aspirationsprophylaxe.

5 Diskutieren Sie im Team Ihre Erfahrungen.

Aspirationsprophylaxe → S. 346

Checkliste zur Nahrungsanreichung

Vorbereitung

_____

_____

_____

_____

_____

Durchführung

_____

_____

_____

_____

_____

Nachbereitung

_____

_____

_____

_____

Tipps, Tricks & Fallen

_____

_____

_____

_____

_____

Beobachtung der Atmung

Sie schätzen die Atmung von Pflegebedürftigen fachgerecht ein.

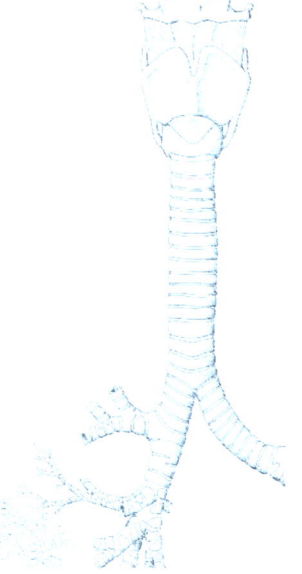

1 Beobachten und beschreiben Sie die → Atmung
   a einer mobilen Bewohnerin,
   b einer immobilen Bewohnerin,
   c einer bewusstseinsgetrübten Bewohnerin.
Dokumentieren Sie jeweils die Atemfrequenz, -geruch, -geräusche, -rhythmus und -tiefe in der unten stehenden Tabelle.

Aufgaben

Atmung → S. 149, S. 549

Namenskürzel der Bewohnerin			
Atemfrequenz			
Atemgeruch			
Atemgeräusch			
Atemrhythmus			
Atemtiefe			

Werten Sie Ihre Ergebnisse aus: Was ist physiologisch, was fällt in den pathologischen Bereich?
Kennzeichen Sie die pathologischen Abweichungen rot.
2 Halten Sie im Team einen Kurzvortrag über die Beobachtung der Atmung.
Visualisieren Sie dabei die pathologischen Atmungstypen.

Handlungsschwerpunkt aus LF 1.3

Ziele/Kompetenzen

Pneumonieprophylaxe

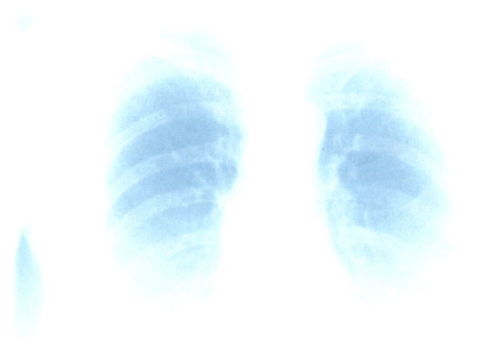

Sie wenden Maßnahmen der Pneumonieprophylaxe bedürfnisorientiert und fachgerecht an.

Sie leiten andere Menschen hinsichtlich pneumonieprophylaktischer Maßnahmen situationsgerecht an.

Aufgaben

Pneumonie → S. 534

1 Halten Sie schriftlich fest, welche Risikofaktoren zu einer → Pneumonie führen.

_____

_____

_____

_____

Atemskala von C. Bienstein → S. 336

Pneumonieprophylaxe → S. 335

2 Schätzen Sie das Pneumonierisiko einiger Pflegebedürftiger mithilfe Ihrer Ergebnisse aus Aufgabe 1 ein.
Wählen Sie eine der Pflegebedürftigen aus, die Sie für pneumoniegefährdet halten. Präzisieren Sie anhand der → Atemskala von C. Bienstein deren Pneumoniegefährdung.

3 Informieren Sie sich im Fachbuch über pneumonieprophylaktische Maßnahmen und halten Sie diese schriftlich fest. Vergleichen Sie diese mit dem hausinternen Pflegestandard zur Pneumonieprophylaxe. Ergänzen Sie ggf. Ihre Aufzeichnungen.

_____

_____

_____

_____

_____

_____

_____

4 Diskutieren Sie Möglichkeiten der Umsetzung mit Ihrer Praxisanleiterin.

5 Stellen Sie Ihre Ergebnisse im Team vor. Diskutieren Sie mögliche Änderungen der Pflegeplanung.

6 Informieren Sie sich bei Ihren Kolleginnen, wie Änderungen in der Pflegeplanung bezüglich pneumonieprophylaktischer Maßnahmen dokumentiert werden.

Checkliste zur Pneumonieprophylaxe

Vorbereitung

_____

_____

_____

Durchführung

_____

_____

_____

_____

Nachbereitung

_____

_____

_____

_____

Besonderheiten bei der Dokumentation

_____

_____

_____

Kommunikation

_____

_____

_____

Tipps, Tricks & Fallen

_____

_____

_____

**Handlungsschwerpunkt
aus LF 1.3**

Beobachtung der Bewegung 1	

Ziele/Kompetenzen

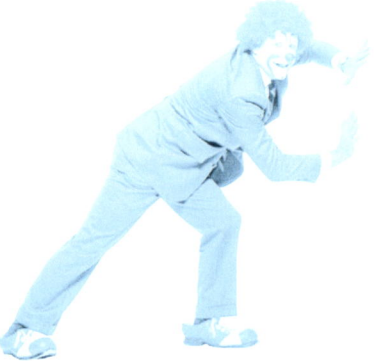

Sie wenden aktivierende Maßnahmen an, um einem Bewegungsmangel und daraus resultierenden Sekundärerkrankungen von Pflegebedürftigen vorzubeugen.

Aufgaben

Bewegungseinschränkungen
→ S. 22

1 Reflektieren Sie die Folgen von Bewegungsmangel für den einzelnen Menschen. Unterteilen Sie dabei in körperliche, seelische, geistige und soziale Aspekte. Halten Sie Ihre Ergebnisse schriftlich fest.

2 Wählen Sie vier Pflegebedürftige aus, die in Ihrer Bewegungsfähigkeit eingeschränkt sind.

3 Erfassen Sie Ursachen und Folgen der Einschränkungen in der Bewegungsfähigkeit dieser Pflegebedürftigen.

4 Sammeln Sie prophylaktische Maßnahmen, die Sekundärerkrankungen vermeiden.

5 Vergleichen Sie Ihre Ergebnisse mit der Pflegeplanung. Diskutieren Sie eventuelle Abweichungen mit Ihrer Praxisanleiterin.

6 Stellen Sie Ihre Ergebnisse im Team vor.

Beobachtung der Bewegung 2

Sie benennen physiologische und pathologische Bewegungsmuster von Pflegebedürftigen.

Ziele/Kompetenzen

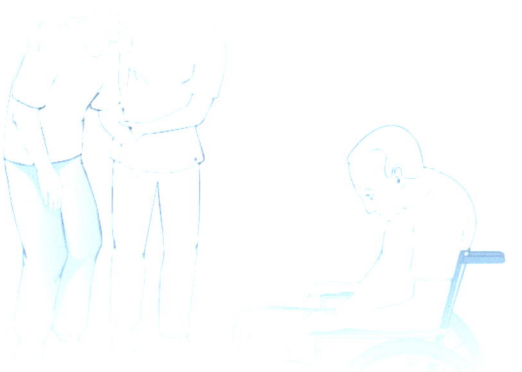

1 Beobachten Sie die Bewegungsmuster von Bewohnerinnen Ihrer Einrichtung. Berücksichtigen Sie dabei insbesondere Gangart und Körperhaltung.

Aufgaben

2 Ordnen Sie Ihre Beobachtungen den Beispielen entsprechend in unten stehender Tabelle ein.

3 Benennen Sie nach Möglichkeit Ursachen der veränderten Bewegung, Gangart und Haltung und vervollständigen Sie die Tabelle.

Namens-kürzel der Bewohnerin	Bewegung	Ursache	Gangart	Ursache	Haltung	Ursache
Fr. M.	verlangsamt	M. Parkinson	trippelnd	M. Parkinson	gebeugt	M. Parkinson/ Osteoporose
Hr. K.	kraftvoll		hinkend	Kniegelenks-arthrose	aufrecht	

Nutzen Sie zur Ursachenforschung das Dokumentationssystem, die Befragung der Bewohnerinnen und Mitarbeiterinnen oder das Fachbuch sowie weiterführende Literatur.

Handlungsschwerpunkt aus LF 1.3

Ziele/Kompetenzen

Beobachtung der Feinmotorik

Sie planen Maßnahmen zur Kontrakturenprophylaxe bedürfnisorientiert, wenden diese fachgerecht an und überprüfen deren Wirksamkeit in regelmäßigen Abständen.

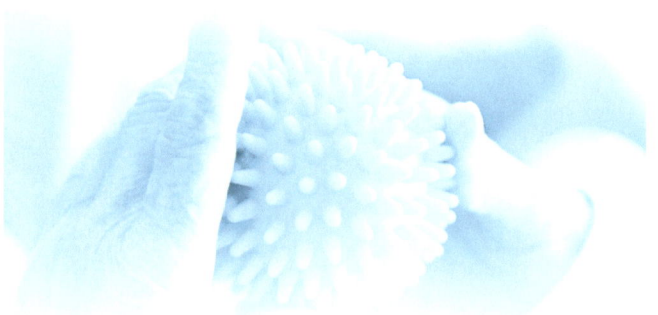

Aufgaben

1 Achten Sie während Ihres Frühdienstes auf die Feinmotorik Ihrer Finger unter folgendem Aspekt:
Welche Tätigkeit erfordert die uneingeschränkte Funktion der Feinmotorik der Finger?

2 Beobachten Sie bei der morgendlichen Pflege die Feinmotorik der Finger bei Bewohnerinnen. Halten Sie schriftlich mögliche Einschränkungen sowie daraus resultierende Konsequenzen für die Selbstständigkeit dieser Bewohnerinnen fest.

_____

_____

_____

_____

_____

4 Eine mögliche Ursache für eine eingeschränkte Feinmotorik ist Bewegungsmangel. Integrieren Sie bei Bewohnerinnen Ihrer Einrichtung in die pflegerischen Tätigkeiten aktive oder passive Bewegungsübungen der Finger, die Sie im Unterricht kennen gelernt haben. Führen Sie diese Aufgabenstellung über einen längeren Zeitraum durch. Evaluieren
Sie anschließend die Maßnahmen. Diskutieren Sie mit Ihrer Praxisanleiterin folgende Fragen:
- Welche Konsequenzen hatte die regelmäßige Durchführung?
- Konnten Sie bereits eine Zunahme der Selbstständigkeit in der Beweglichkeit bei den Bewohnerinnen verzeichnen?

5 Präsentieren Sie Ihre Ergebnisse im Team.

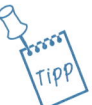

Führen Sie diesen Auftrag durch, bevor Sie die Aufgabe „Kontrakturenprophylaxe" auf S. 41 bearbeiten.

Kinästhetik

Handlungsschwerpunkt
aus LF 1.3

Ziele/Kompetenzen

Sie wenden kinästhetische Erkenntnisse im pflegerischen Alltag an.

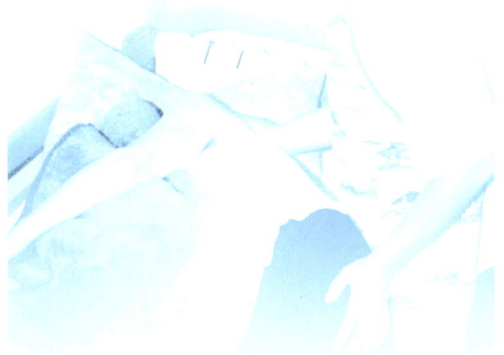

Sie sollten vor der Bearbeitung dieser Aufgabe eine Einführung in das kinästhetische Arbeiten erhalten haben. Frischen Sie Ihr Wissen mithilfe Ihrer Unterrichtsmaterialien, Mitschriften und des Fachbuches auf.

1 Beobachten Sie die Bewegungsmuster zweier Pflegebedürftiger, die Ihre Unterstützung bei der Mobilisation bzw. beim Transfer benötigen.

2 Nutzen Sie Möglichkeiten zum Setzen von Bewegungsimpulsen, z. B. bei einem Transfer. Berücksichtigen Sie dabei die Ressourcen der Pflegebedürftigen.

3 Arbeiten Sie mit den zwei Pflegebedürftigen in dieser Form regelmäßig. Lassen Sie sich dabei nach Möglichkeit von einer Pflegekraft mit Kinästhetikkenntnissen unterstützen.

4 Evaluieren Sie Ihre Ergebnisse durch Gespräche mit den beiden Pflegebedürftigen. Halten Sie Vor- und Nachteile schriftlich fest.

Aufgaben

Kinästhetik → S. 380

5 Demonstrieren Sie die gemeinsam ausgeführte Bewegung den Teammitgliedern, die noch keine kinästhetischen Grundkenntnisse haben.

Handlungsschwerpunkt aus LF 1.3

Rückenschonendes Arbeiten

Ziele/Kompetenzen

Sie wenden rückenschonende Arbeitstechniken im pflegerischen Alltag an.
Sie nutzen Hilfsmittel, um rückenschonend zu arbeiten und leiten andere Menschen situationsgerecht an.

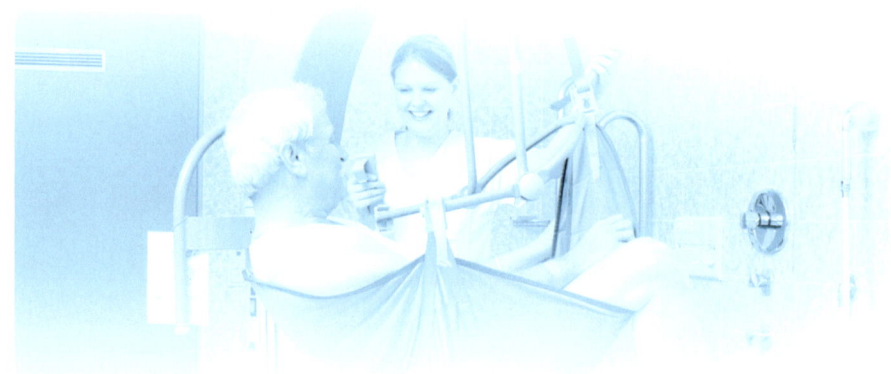

Aufgaben

1 Bitten Sie Ihr Team, Sie eine Woche lang im Hinblick auf Ihre rücken-schonende Arbeitsweise zu beobachten.
Lassen Sie sich nach einer Woche ein Feedback geben und halten Sie die Rückmeldung schriftlich fest.

_____

_____

_____

_____

_____

_____

_____

Wirbelsäule → S. 130

2 Informieren Sie sich im Fachbuch über den Aufbau der → Wirbelsäule und daraus resultierender rückenschonender Arbeitsweise.

rückenschonendes Arbeiten → S. 64

3 Versuchen Sie die Hinweise zum → rückenschonenden Arbeiten umzusetzen. Lassen Sie sich während der kommenden zwei Wochen erneut von Ihrem Team beobachten und hinsichtlich der rückenschonenden Arbeitsweise einschätzen.

4 Recherchieren Sie, welche Hilfsmittel es auf dem Markt gibt, die es dem Pflegepersonal ermöglichen, rückenschonend zu arbeiten. Erfassen Sie die Hilfsmittel, die in Ihrer Einrichtung zum Einsatz kommen.
Falls Sie sich beim Einsatz der Hilfsmittel noch nicht sicher sind, bitten Sie Ihre Praxisanleiterin, Sie in den fachgerechten Umgang der Geräte einzuführen.

http://www.medizinfo.de/ ruecken/schule/ kurzprogramm.shtml

5 Regelmäßige Gymnastik dient dem Aufbau der Rückenmuskulatur.
Gestalten Sie ein Plakat für Ihr Team, auf dem Sie Übungen zum Rücken-training visualisieren. Ergänzen Sie ggf. Möglichkeiten rückenschonender Arbeitsweise.

Kontrakturenprophylaxe 1

Sie planen aktive kontrakturenprophylaktische Maßnahmen bedürfnisorientiert und wenden diese fachgerecht an.

Handlungsschwerpunkt aus LF 1.3

Ziele/Kompetenzen

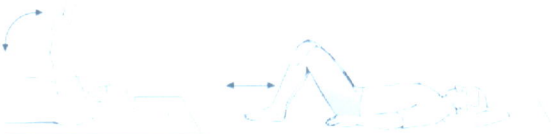

1 Informieren Sie sich über Ursachen und Formen von → Kontrakturen.

2 Ermitteln Sie anhand der Ergebnisse der vorherigen Aufgabe, welche der Bewohnerinnen Ihres Wohnbereichs kontrakturgefährdet sind. Setzen Sie nach Möglichkeit ein Pflegeassessmentinstrument zur Einschätzung des Kontrakturrisikos ein. Tragen Sie Ihre Ergebnisse in die folgende Tabelle ein.

Aufgaben

Kontrakturen → S. 127

Namenskürzel der Bewohnerin	Grund für Kontrakturenrisiko	Ergebnis der Risikoeinschätzung
Fr. B.	Sedierung, Fixierung	

3 Wählen Sie eine Bewohnerin aus, bei der Sie ein Kontrakturrisiko festgestellt haben, und informieren Sie diese über die Notwendigkeit der → Kontrakturprophylaxe.

4 Planen Sie gemeinsam Maßnahmen zur Kontrakturprophylaxe. Nutzen Sie hierzu insbesondere aktive Bewegungsübungen. Erstellen Sie anhand Ihrer Unterrichtsmaterialien einen schriftlichen Übungsplan.

5 Führen Sie über einen angemessenen Zeitraum die Übungen durch.

6 Evaluieren Sie den Erfolg der Maßnahmen gemeinsam mit der Bewohnerin.

7 Halten Sie die Bewegungsübungen schriftlich fest. Dokumentieren Sie Ihre Beobachtungen auf S. 42 sowie nach Absprache mit Ihrer Praxisanleiterin in der Pflegedokumentation.

Kontrakturprophylaktische Bewegungsübungen

_____

_____

_____

_____

_____

Kontrakturprophylaxe

→ S. 327

→ S. 22

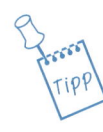

Berücksichtigen Sie die Möglichkeit eines Gruppenangebots für mehrere Bewohnerinnen.

TiPP *Dokumentieren Sie die folgenden Beobachtungen nach Absprache mit Ihrer Praxisanleiterin ebenfalls im Pflegebericht.*

Beobachtungen

1. Tag:

2. Tag:

3. Tag:

4. Tag:

5. Tag:

6. Tag:

7. Tag:

8. Tag:

9. Tag:

10. Tag:

11. Tag:

12. Tag:

13. Tag:

14. Tag:

Kontrakturenprophylaxe 2

Sie planen passive kontrakturen-prophylaktische Maßnahmen bedürfnisorientiert und wenden diese fachgerecht an.

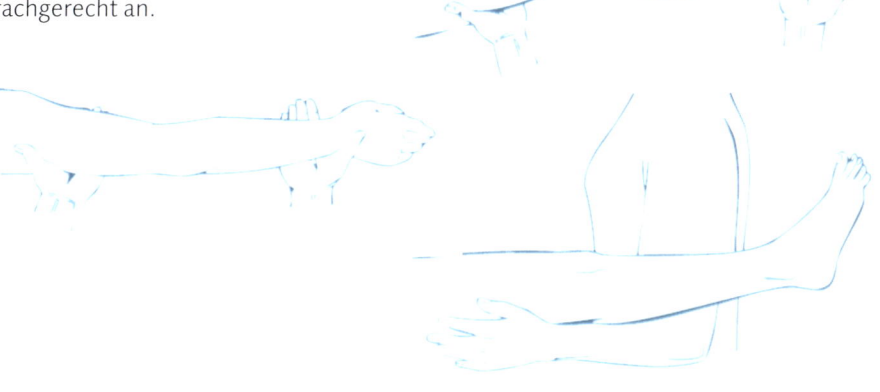

1 Informieren Sie sich im Fachbuch, was bei der Durchführung von → passiven Bewegungsübungen zur Kontrakturenprophylaxe zu beachten ist. Halten Sie die Ergebnisse schriftlich fest.

Aufgaben

passive Bewegungsübungen
→ S. 328

_____

_____

_____

_____

_____

_____

_____

_____

_____

_____

_____

2 Wählen Sie nach Absprache mit Ihrer Praxisanleiterin eine kontrakturgefährdete Pflegebedürftige aus, für die passive Bewegunsübungen geeignet erscheinen, und informieren Sie diese über die geplanten Maßnahmen.

3 Führen Sie bei dieser Pflegebedürftigen regelmäßig passive Bewegungsübungen durch. Sorgen Sie für angenehme „Rahmenbedingungen", integrieren Sie die Übungen z. B. in die tägliche Körperpflege.

4 Führen Sie ein Tagesprotokoll über Maßnahmen und Ihre Beobachtungen in Form einer Tabelle. Benennen Sie hierbei die behandelten Gelenke, sowie deren Beweglichkeit. Halten Sie mögliche Veränderungen fest.

5 Fassen Sie Ihre Erfahrungen zusammen und halten Sie im Team einen Kurzvortrag über das Thema „Kontrakturenprophylaxe". Diskutieren Sie Ihre gesammelten Erfahrungen.

Checkliste zur Kontrakturenprophylaxe

Vorbereitung

_____

_____

_____

_____

Durchführung

_____

_____

_____

_____

Nachbereitung

_____

_____

_____

_____

Besonderheiten bei der Dokumentation

_____

_____

_____

Kommunikation

_____

_____

_____

Tipps, Tricks & Fallen

_____

_____

_____

Thrombo-Embolie-Prophylaxe 1

Sie planen pflegerische Thrombo-Embolie-prophylaktische Maßnahmen bedürfnisorientiert und wenden diese fachgerecht an.

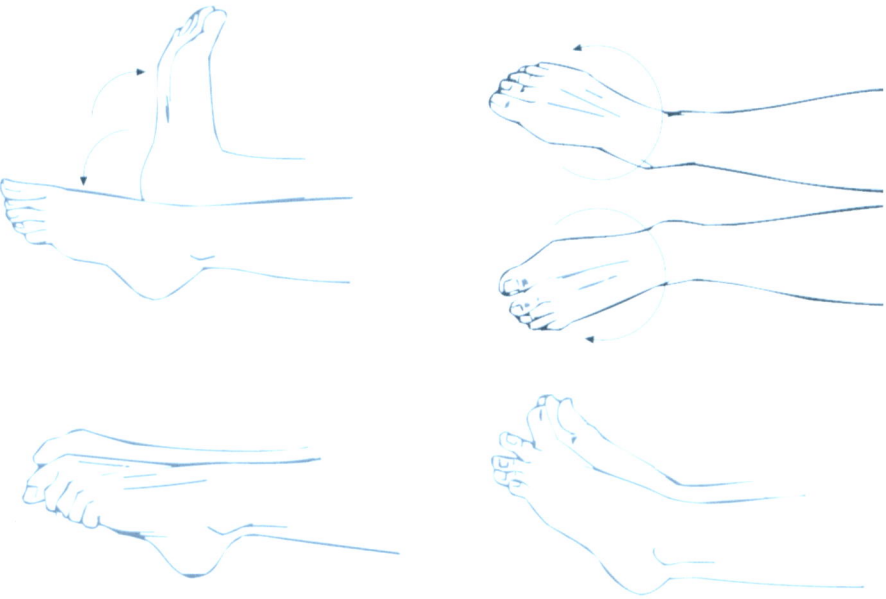

1 Der deutsche Pathologe Rudolf Virchow benannte drei Ursachen einer Thrombose. Halten Sie diese so genannte → Virchow'sche Trias schriftlich fest.

Aufgaben

Virchow'sche Trias → S. 316

_____

_____

_____

_____

_____

_____

_____

_____

_____

2 Wählen Sie mithilfe Ihres Wissens über die Virchow'sche Trias drei Bewohnerinnen aus, die Ihrer Meinung nach thrombosegefährdet sind.

3 Erheben Sie mithilfe der → Frowein-Thromboserisikoskala das Thromboserisiko dieser drei Bewohnerinnen.

4 Planen Sie abhängig vom Thromboserisiko individuelle pflegerische Maßnahmen zur Thromboseprophylaxe für die Bewohnerin mit dem höchsten Thromboserisiko. Nutzen Sie hierfür Mitschriften und Unterrichtsmaterialien zum Thema.

5 Besprechen Sie mit Ihrer Praxisanleiterin die geplanten Maßnahmen.

6 Führen Sie mit der Bewohnerin ein Informationsgespräch, bei dem Ihre Praxisanleiterin anwesend ist. Werten Sie dieses Gespräch im Anschluss hinsichtlich Gesprächsführung und Fachlichkeit aus.

Frowein-Thromboserisikoskala → S. 317

Handlungsschwerpunkt aus LF 1.3

Ziele/Kompetenzen

Sie berücksichtigen ärztliche Anordnungen zur Thrombo-Embolie-Prophylaxe und führen diese fachgerecht durch.

Aufgaben

Thrombo-Embolie-Prophylaxe → S. 84

1 Informieren Sie sich über ärztlich angeordneten Maßnahmen zur → Thrombo-Embolie-Prophylaxe in Ihrer Einrichtung. Recherchieren Sie die Ursachen des Thromboserisikos der einzelnen Bewohnerinnen sowie die daraus resultierenden Maßnahmen. Halten Sie Ihre Ergebnisse in der unten stehenden Tabelle fest.

Namenskürzel der Bewohnerin	Ärztlich angeordnete Maßnahme der Thromboseprophylaxe	Ursache (Diagnose)

Kompressionsverband → S. 323

2 Haben Sie Bewohnerinnen in Ihrem Wohnbereich, bei denen täglich ein → Kompressionsverband angelegt wird, so überprüfen Sie deren Verbandsmaterial und vergleichen das vorhandene Material mit den Empfehlungen aus dem Fachbuch.

3 Führen Sie nach Rücksprache und Übung mit Ihrer Praxisanleiterin innerhalb eines angemessenen Zeitraums das Anlegen der Kompressionsverbände bei den entsprechenden Bewohnerinnen selbstständig durch.

4 Haben Sie eine oder mehrere Bewohnerinnen in Ihrem Wohnbereich, bei der/denen täglich → Medizinische Thromboseprophylaxestrümpfe (MTS) angelegt werden, so vergleichen Sie die vorhandenen MTS mit den Empfehlungen zu MTS im Fachbuch.
Informieren Sie sich weiterhin über das Anziehen von MTS. Berücksichtigen Sie dabei mögliche Applikationshilfen.
Prüfen Sie, welche Applikationshilfen in Ihrer Einrichtung zum Einsatz kommen.

5 Üben Sie im Beisein Ihrer Praxisanleiterin das Anziehen von MTS und erläutern Sie dabei, welche Grundsätze im Umgang mit MTS zu beachten sind.

Tipp *Die folgenden Aufgaben eignen sich nur, wenn Sie im theoretischen Unterricht das Thema Subkutaninjektionen bereits bearbeitet haben.*

6 Informieren Sie sich über die Wirkungsweise, Nebenwirkungen, Dosierungen und Applikationsformen von → Heparin. Halten Sie Ihre Ergebnisse schriftlich fest .

Medizinische Thrombose-prophylaxestrümpfe → S. 321

Heparin → S. 510

_____

_____

_____

_____

_____

_____

_____

_____

7 Lesen Sie die Packungbeilage der in Ihrer Einrichtung verabreichten Heparinlösungen. Halten Sie schriftlich fest, was Sie bei der → Subkutaninjektion von Heparin beachten müssen.

Subkutaninjektion → Fachbuch 2

_____

_____

_____

_____

_____

_____

Tipp *für Praxisanleiterinnen: Entscheiden Sie nach eingehender Prüfung, ob die Auszubildende die Subkutaninjektion zur Thromboseprophylaxe sicher durchführen kann.*

Checkliste zur Thrombo-Embolie-Prophylaxe

Vorbereitung

_____
_____
_____
_____

Durchführung

_____
_____
_____
_____

Nachbereitung

_____
_____
_____
_____

Besonderheiten bei der Dokumentation

_____
_____
_____

Kommunikation

_____
_____
_____

Tipps, Tricks & Fallen

_____
_____
_____

Dekubitusprophylaxe – Expertenstandard

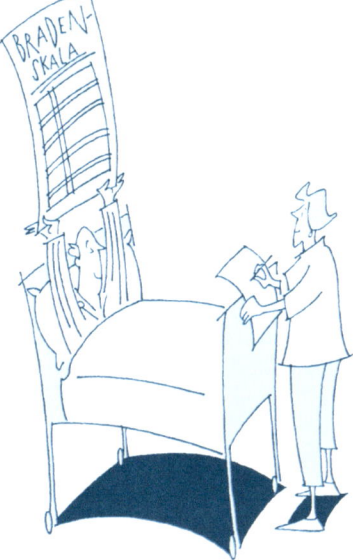

Sie setzen pflegewissenschaftlich fundierte Instrumente in Ihrem pflegerischen Alltag ein und begründen Ihre Entscheidungen.

1 Im Expertenstandard Dekubitusprophylaxe wird zur Erhebung des Dekubitusrisikos die → Braden-Skala empfohlen.
Setzen Sie die Braden-Skala bei vier Bewohnerinnen ein und dokumentieren Sie Ihre Ergebnisse nach Absprache mit Ihrer Praxisanleiterin.

2 Lesen Sie im → Expertenstandard Dekubitusprophylaxe nach, welche Maßnahmen zur Reduzierung des Dekubitusrisikos eingesetzt werden können. Prüfen Sie, wann und bei welchen Pflegebedürftigen diese Maßnahmen sinnvoll sind. Halten Sie Ihre Ergebnisse schriftlich fest.

_____

_____

_____

_____

_____

_____

_____

_____

3 Welche Maßnahmen werden in Ihrer Einrichtung angewandt? Vergleichen Sie hauseigene Standards mit den Empfehlungen des Expertenstandards.

4 Diskutieren Sie Ihre Ergebnisse mit der Praxisanleiterin.

5 Stellen Sie die im Expertenstandard beschriebenen prophylaktischen Maßnahmen, sowie deren wissenschaftlichen Begründungen im Team vor.
Visualisieren Sie die empfohlenen Schritte der Dekubitusprophylaxe auf einem Plakat.

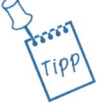 *Gestalten Sie ein Plakat zum Expertenstandard Dekubitusprophylaxe und hängen Sie dieses im Dienstzimmer auf.*

Handlungsschwerpunkt aus LF 1.3

Ziele/Kompetenzen

Aufgaben

Braden-Skala
→ S. 307

Expertenstandard
Dekubitusprophylaxe
www.dnqp.de

Handlungsschwerpunkt aus LF 1.3

Dekubitusprophylaxe – Mikrolagerung

Ziele/Kompetenzen

Sie planen Mikrobewegungen als dekubitusprophylaktische Maßnahme bedürfnis-orientiert und wenden diese fachgerecht an.

 *Bearbeiten Sie diesen Auftrag nach dem Auftrag „Dekubitusprophylaxe-Expertenstandard".*

Aufgaben

Mikrobewegungen → S. 309

1 Eine mögliche Maßnahme zur Dekubitusprophylaxe sind → Mikrobewegungen. Anwendung und Durchführung werden in so genannten Bewegungsplänen festgehalten.
Informieren Sie sich im Fachbuch über die Mikrobewegungen. Halten Sie Ihre Ergebnisse schriftlich fest.

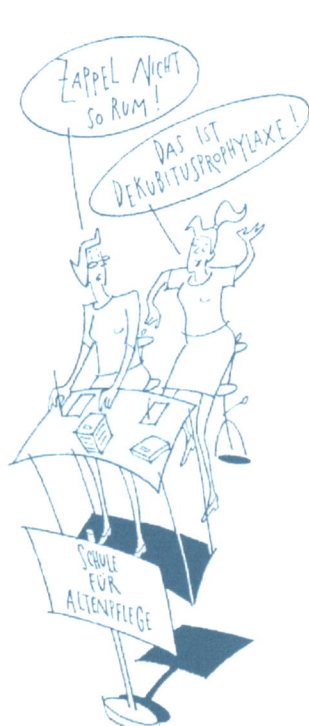

2 Wählen Sie eine Pflegebedürftige aus, die beim Erfassen des Dekubitusrisikos nach der Braden-Skala insbesondere beim Punkt Mobilität eine sehr geringe Punktzahl hat. Beobachten Sie anhand des Bewegungsplanes (→ S. 51), welche Bereiche diese Pflegebedürftige noch selbstständig bewegen kann.

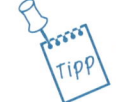 *Bitten Sie Ihre Kolleginnen um Mitarbeit bei der Erstellung des Bewegungsplans. Nur so kann ein umfassendes Beobachtungsbild entstehen.*

3 Evaluieren Sie Ihre Ergebnisse, indem Sie auf dem Beobachtungsplan die Bereiche rot markieren, bei denen keine Mikrobewegungen stattfinden.
4 Nun erstellen Sie einen Mikrobewegungsplan, der die „nicht bewegten" Bereiche der Pflegebedürftigen mobilisiert. Beziehen Sie die Pflegebedürftige in Ihre Planung mit ein.
5 Präsentieren Sie Ihre Arbeit im Team.
6 Falls entschieden wird, die Mikrobewegungen als Maßnahmen in die Pflegeplanung der Bewohnerin aufzunehmen, informieren Sie sich, wie und an welcher Stelle in der Pflegeplanung diese Änderungen vorgenommen werden.
7 Bei der nächsten Evaluation der Pflegeplanung überprüfen Sie gemeinsam mit Ihrer Praxisanleiterin die Effektivität der Maßnahme.

Beobachtungsplan – Mikrobewegungen

	1. Tag Datum:			2. Tag Datum:			3. Tag Datum:			4. Tag Datum:			5. Tag Datum:			6. Tag Datum:			7. Tag Datum:		
	F	S	N	F	S	N	F	S	N	F	S	N	F	S	N	F	S	N	F	S	N
Kopf																					
Schulter rechts																					
Schulter links																					
Ellenbogen rechts																					
Ellenbogen links																					
Handgelenk rechts																					
Handgelenk links																					
Oberkörper gesamt																					
Becken gesamt																					
Hüfte rechts																					
Hüfte links																					
Knie rechts																					
Knie links																					
Fuß rechts																					
Fuß links																					

Legende: X = eigenständige Bewegung, O = keine Bewegung, Frühdienst (F), Spätdienst (S), Nachtdienst (N)

Checkliste zur Dekubitusprophylaxe – Mikrolagerung

Vorbereitung

Durchführung

Nachbereitung

Besonderheiten bei der Dokumentation

Kommunikation

Tipps, Tricks & Fallen

Dekubitusprophylaxe – Ernährung

Sie setzen Empfehlungen zur Ernährung im Alter unter dem besonderen Gesichtspunkt der Dekubitusprophylaxe um.

 *Bearbeiten Sie diesen Auftrag im Anschluss an den Auftrag „Dekubitusprophylaxe-Mikrobewegungen"*

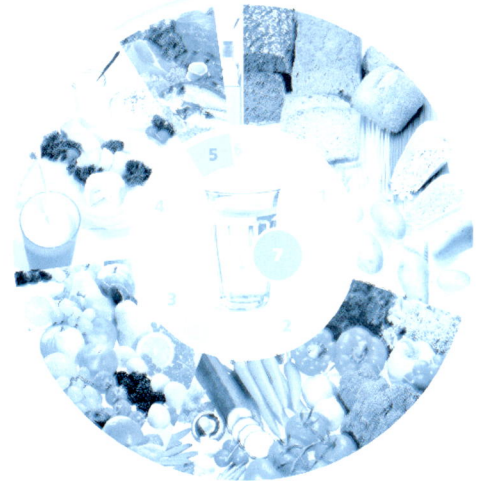

1 Lesen Sie im → Expertenstandard Dekubitusprophylaxe die Empfehlungen zur Ernährung und fassen Sie diese schriftlich zusammen.

Aufgaben

Expertenstandard Dekubitusprophylaxe www.dnqp.de

_____

_____

_____

_____

_____

2 Wählen Sie eine Pflegebedürftige aus, die beim Erfassen des Dekubitusrisikos nach der Braden-Skala insbesondere beim Punkt Ernährung eine sehr geringe Punktzahl erreicht hat.
Beobachten Sie diese über einen angemessenen Zeitraum im Hinblick auf die Nahrungs- und Flüssigkeitszufuhr und ermitteln Sie gleichzeitig die Ursachen (z. B. Schluckstörungen) des reduzierten Ernährungszustands.
Protokollieren Sie Ihre Beobachtungen täglich auf einem separaten Blatt.

3 Werten Sie gemeinsam mit Ihrer Praxisanleiterin das Protokoll aus. Vergleichen Sie die Ergebnisse mit den Empfehlungen zur → Ernährung im Alter.

4 Formulieren Sie die aus Ihrem Protokoll hervorgehenden Probleme und Ressourcen bzw. Pflegediagnosen der Pflegebedürftigen, setzen Sie Ziele und planen Sie die Maßnahmen, die zum Erreichen des Ziels führen.

5 Überprüfen Sie nach einem angemessenen Zeitintervall die Effektivität Ihrer Maßnahmen.

Ernährung im Alter → S. 198

 *Führen Sie nach Möglichkeit und Absprache mit Ihrer Praxisanleiterin ein Beratungsgespräch mit einer Bewohnerin bezüglich ihrer Ernährung durch.*

Handlungsschwerpunkt aus LF 1.3

Dekubitusprophylaxe – Lagerungshilfsmittel/-arten

Ziele/Kompetenzen

Sie planen den Einsatz von Lagerungshilfsmitteln zur Dekubitusprophylaxe bedürfnisorientiert und wenden diese fachgerecht an.

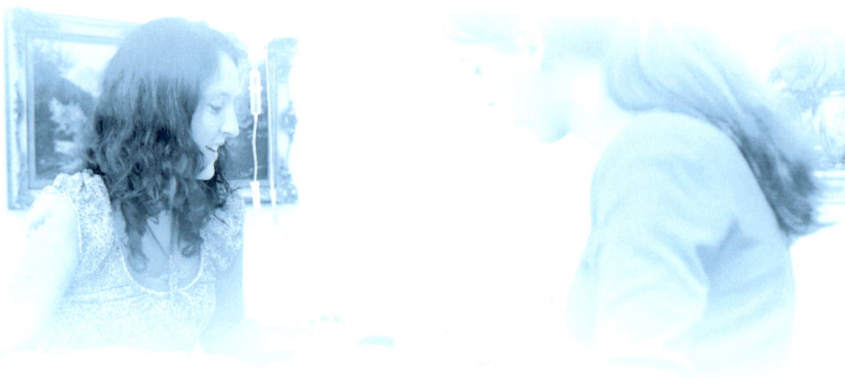

Aufgaben

Lagerungshilfsmittel → S. 313

Lagerungsarten → S. 340

1 Beobachten Sie, welche → Lagerungshilfsmittel (z. B. Antidekubitusmatratzen) auf Ihrer Station zum Einsatz kommen.

2 Informieren Sie sich im Fachbuch und im Herstellerhinweis, worauf beim Einsatz dieser Lagerungshilfsmittel zu achten ist.

3 Präsentieren Sie die Ergebnisse im Team.

4 Wählen Sie eine Pflegebedürftige aus, die regelmäßig gelagert wird. Welche unterschiedlichen Lagerungen werden bei ihr durchgeführt?

5 Lesen Sie im Fachbuch nach, welche unterschiedlichen → Lagerungsarten es gibt, was bei diesen Lagerungen zu beachten ist und welche Körperpartien dabei entlastet werden. Halten Sie Ihre Ergebnisse schriftlich fest.

_____

_____

_____

_____

_____

_____

_____

_____

6 Demonstrieren Sie Ihrer Praxisanleiterin, wie Sie die Lagerungen durchführen und überprüfen Sie die Effektivität der Maßnahme.

für Praxisanleiterinnen: überprüfen Sie kontinuierlich den Lernerfolg, bis sich die Auszubildende bei der Umsetzung von Lagerungsmaßnahmen sicher fühlt.

Checkliste zur Dekubitusprophylaxe – Lagerung

Vorbereitung

_____

_____

_____

_____

Durchführung

_____

_____

_____

_____

Nachbereitung

_____

_____

_____

_____

Besonderheiten bei der Dokumentation

_____

_____

_____

Kommunikation

_____

_____

_____

Tipps, Tricks & Fallen

_____

_____

_____

Handlungsschwerpunkt aus LF 1.3

Sturzprophylaxe

Ziele/Kompetenzen

Sie planen sturzprophylaktische Maßnahmen bedürfnisorientiert und wenden diese fachgerecht an.

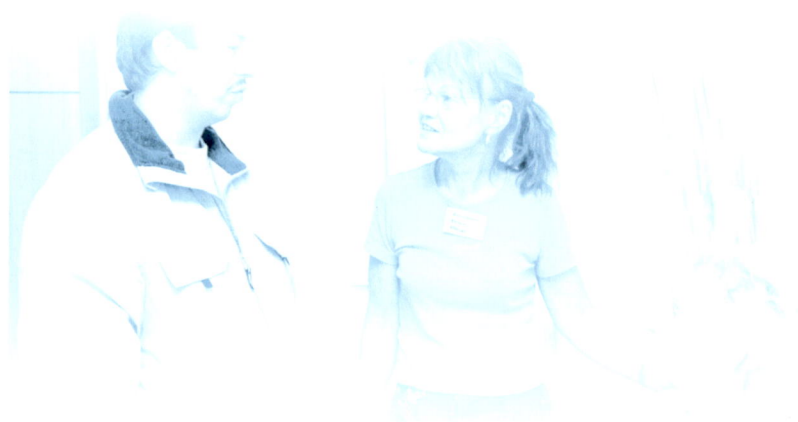

Aufgaben

Sturzprophylaxe

→ S. 358

→ S. 38

1 Erfassen Sie Bewohnerinnen, die Sie für sturzgefährdet halten. Begründen Sie Ihre Entscheidung.

2 Wählen Sie vier sturzgefährdete Bewohnerinnen aus und verifizieren Sie das Sturzrisiko anhand des in Ihrer Einrichtung verwendeten Sturzrisikoerhebungsbogens.

3 Informieren Sie sich im Fachbuch über sturzpräventive Maßnahmen. Vergleichen Sie diese mit Ihrem hausinternen Standard. Diskutieren Sie mit Ihrer Praxisanleiterin über eventuelle Unterschiede.

4 Vergleichen Sie die bereits geplanten Maßnahmen mit denen des Hausstandards. Überlegen Sie gemeinsam mit Ihrer Praxisanleiterin, ob alle notwendigen sturzprophylaktischen Maßnahmen bei den vier Bewohnerinnen eingeleitet wurden. Halten Sie mögliche Veränderungen mit Ihrer Praxisanleiterin in der Pflegeplanung fest und informieren Sie das Team hierüber.

5 Informieren Sie sich bei Ihren Kolleginnen darüber, welche Schritte Sie einleiten müssen, wenn trotz der prophylaktischen Maßnahmen eine Bewohnerin stürzt. Halten Sie Ihre Ergebnisse schriftlich fest.

_____

_____

_____

_____

_____

_____

_____

Halten Sie einen Kurzvortrag im Team über die Maßnahmen zur Sturzprophylaxe und das pflegerische Vorgehen nach einem Sturz.

6 Vergleichen Sie Ihre Ergebnisse aus Aufgabe 5 mit Ihren Mitschriften und Unterrichtsmaterialien. Diskutieren Sie eventuelle Abweichungen mit Ihrer Praxisanleiterin.

Checkliste zur Sturzprophylaxe

Vorbereitung

_____

_____

_____

_____

Durchführung

_____

_____

_____

_____

Nachbereitung

_____

_____

_____

_____

Besonderheiten bei der Dokumentation

_____

_____

_____

Kommunikation

_____

_____

_____

Tipps, Tricks & Fallen

_____

_____

_____

Handlungsschwerpunkt aus LF 1.3

Diabetes mellitus – Behandlungsmöglichkeiten

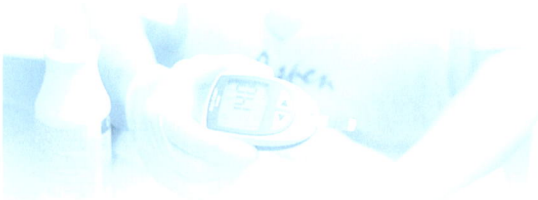

Ziele/Kompetenzen

Sie führen ärztlich angeordnete Behandlungsmöglichkeiten bei Diabetes mellitus fachgerecht durch.

Aufgaben

Diabetes mellitus → S. 433

1 Informieren Sie sich anhand Ihrer Mitschriften, Unterrichtsmaterialien und dem Fachbuch über Formen, Ursachen, Symptome und Therapiemöglichkeiten des → Diabetes mellitus. Halten Sie Ihre Ergebnisse schriftlich fest.

_____

_____

_____

_____

_____

_____

_____

_____

2 Beobachten Sie an Diabetes mellitus erkrankte Bewohnerinnen in Ihrem Wohnbereich unter folgenden Gesichtspunkten:
- Welche Behandlungsformen kommen zum Einsatz?
- Welche Medikamente erhalten sie und wie werden diese appliziert?

3 Halten Sie Ihre Ergebnisse in unten stehender Tabelle fest.

4 Vervollständigen Sie am darauf folgenden Tag die Tabelle mit den Wirkungsweisen der oralen Antidiabetika sowie der Insuline.

Namens-kürzel der Bewohnerin	Diät in BE	Orale Antidiabetika	Wirkungs-weise	Name des Insulins	Insulinart/ Wirkungsweise
Fr. B.	12 BE	Metformin			

Diabetes mellitus – Ernährung und Bewegung

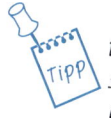 *Bearbeiten Sie diesen Auftrag im Anschluss an den Auftrag „Diabetes mellitus-Behandlungsmöglichkeiten"*

Sie nutzen Ihr Wissen über die Erkrankung Diabetes mellitus, um pflegerische Maßnahmen und ärztliche Anordnungen bedürfnisorientiert und fachgerecht umzusetzen.

Sie leiten andere Menschen bezüglich des Umgangs mit Diabetes mellitus an.

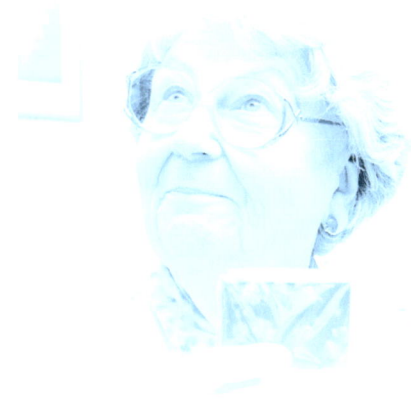

Ziele/Kompetenzen

1 Informieren Sie sich im Fachbuch, welchen Einfluss Ernährung und Bewegung auf einen an Diabetes mellitus erkrankten Menschen haben. Halten Sie Ihre Ergebnisse schriftlich fest.

Aufgaben

Behandlung und Pflege bei Altersdiabetes → S. 443

_____

_____

_____

_____

_____

_____

2 Wählen Sie eine an Diabetes mellitus erkrankte Bewohnerin Ihres Wohnbereichs aus, bei der tägliche Blutzuckerbestimmungen erforderlich sind. Führen Sie neben der täglichen Blutzuckerbestimmung über einen angemessenen Zeitraum ein Ernährungs- und Bewegungsprotokoll. Halten Sie in diesem Protokoll die Blutzuckerwerte, die aufgenommene Nahrung, Aktivitäten der Bewohnerin, blutzuckerregulierende Medikamente sowie die Uhrzeit ihrer Einnahme fest.

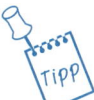 *Bitten Sie Ihre Kolleginnen, Sie bei der Führung des Ernährungs- und Bewegungsprotokolls zu unterstützen.*

3 Analysieren Sie das Protokoll hinsichtlich folgender Fragestellung: In wie weit ist für Sie der Zusammenhang zwischen Nahrungsaufnahme, Bewegung und medikamentöser Therapie ersichtlich? Diskutieren Sie Ihre Ergebnisse mit Ihrer Praxisanleiterin.

4 Informieren Sie die Bewohnerin über die Ergebnisse Ihrer Beobachtung. Erklären Sie ihr in einem Beratungsgespräch die Bedeutung der Ernährung und Bewegung. Falls Veränderungen bei ihren Ernährungsgewohnheiten erforderlich sind, suchen Sie mit der Bewohnerin gemeinsam nach durchführbaren Möglichkeiten.

5 Werden auf Grund Ihrer Ergebnisse andere Pflegemaßnahmen notwendig, bringen Sie Ihre Vorschläge zur Veränderung der Pflegeplanung im Team ein.

Checkliste – Diabetes mellitus

Pflegerische Besonderheiten

_____

_____

_____

_____

Komplikationen

_____

_____

_____

_____

Kommunikation

_____

_____

_____

_____

Besonderheiten bei der Dokumentation

_____

_____

_____

_____

Tipps, Tricks & Fallen

_____

_____

_____

_____

Beobachtung des Schlafs/Selbstbeobachtung

Handlungsschwerpunkt aus LF 1.3

Ziele/Kompetenzen

Sie schätzen Ruhe- und Schlafbedürfnis von Menschen ein und wenden fördernde Maßnahmen bedürfnisorientiert und fachgerecht an.

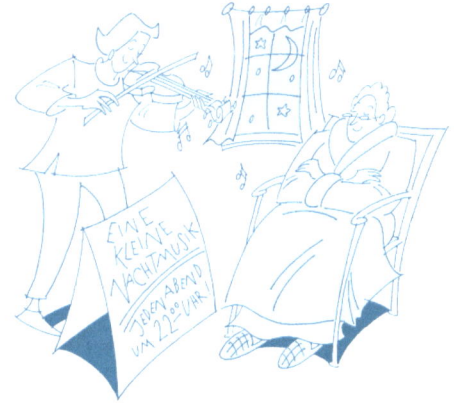

1 Beobachten Sie über eine Woche lang Ihr Schlafverhalten und halten Sie Ihre Erkenntnisse schriftlich fest. Wie viel Schlaf benötigen Sie, um sich ausgeschlafen zu fühlen und leistungsfähig zu sein?

Aufgaben

1. Tag: _____

2. Tag: _____

3. Tag: _____

4. Tag: _____

5. Tag: _____

6. Tag: _____

7. Tag: _____

2 Sammeln Sie in unten stehender Tabelle für Sie schlaffördernde und schlafhindernde Faktoren. Erfassen Sie ebenso Faktoren, die Sie am Ein- und Durchschlafen hindern.

Schlaffördernde Faktoren	Schlafhindernde Faktoren

3 Informieren Sie sich in Ihren Mitschriften und Unterrichtsmaterialien sowie im Fachbuch zum Thema → Ruhen und Schlafen können. Übertragen Sie die Informationen auf Ihre eigene Situation: Welche Bedeutung hat Schlaf für Sie?

Ruhen und Schlafen können
→ S. 298

Schlaf bedeutet für mich _____

_____

_____

Handlungsschwerpunkt aus LF 1.3

Der Schlaf des älteren Menschen

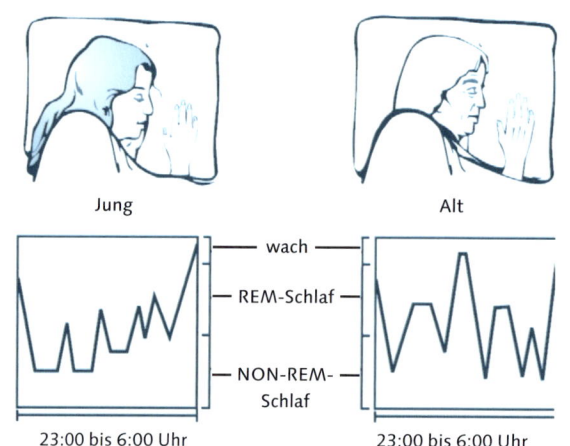

Jung — Alt

wach
REM-Schlaf
NON-REM-Schlaf

23:00 bis 6:00 Uhr   23:00 bis 6:00 Uhr

Bearbeiten Sie diesen Auftrag im Anschluss an den Auftrag Beobachtung des Schlafs/ Selbstbeobachtung

Ziele/Kompetenzen

Sie schätzen Ruhe- und Schlafbedürfnis von älteren Menschen ein, kennen die Besonderheiten und wenden fördernde Maßnahmen bedürfnisorientiert und fachgerecht an.

Aufgaben

Informieren Sie Ihre Teammitglieder über die Aufgabe. Bitten Sie Ihre Kolleginnen in Ihrer Abwesenheit, das Protokoll mit auszufüllen. Nur so ist eine lückenlose Beobachtung gewährleistet. Legen Sie die Protokolle in die Zimmer der Bewohnerinnen.

1 Beobachten Sie das Ruhe- und Schlafverhalten von mindestens zwei Bewohnerinnen.

a Dokumentieren Sie die Ergebnisse: Legen Sie zunächst für jede Bewohnerin ein Beobachtungsprotokoll wie in unten stehender Vorlage an. Führen Sie anschließend über eine Woche Protokoll.

b Werten Sie nach Ablauf der Beobachtungszeit die Protokolle aus.

Namenskürzel:			
Schlafdauer in Stunden			
1. Tag	Nachts	Mittags	zwischendurch
Schlafqualität			
	Nachts	Mittags	zwischendurch
Schlafdauer in Stunden			
2. Tag	Nachts	Mittags	zwischendurch
Schlafqualität			
	Nachts	Mittags	zwischendurch

Schlafrituale → S. 300

2 Wählen Sie eine Bewohnerin aus, die unter Schlafstörungen leidet. Versuchen Sie in einem gemeinsamen Gespräch die Ursachen zu finden.

3 Planen Sie gemeinsam mit der Bewohnerin ein realistisches Ziel (z. B. Erhöhung der nächtlichen Schlafdauer auf 6 Stunden).

4 Wählen Sie geeignete Pflegemaßnahmen aus, die die Schlafstörungen beheben könnten, z. B. Berücksichtigung der individuellen → Schlafrituale.

5 Stellen Sie Ihre Vorschläge im Team vor. Planen Sie nun in Absprache mit Ihren Kolleginnen Maßnahmen, die die Schlafstörungen beheben sollen.

6 Besprechen Sie die Pflegemaßnahmen mit der Bewohnerin.

7 Evaluieren Sie nach einem angemessenen Zeitraum, ob die geplanten Maßnahmen zum Ziel geführt haben.

Nutzen Sie für Aufgabe 5 den Rahmen der täglichen Dienstübergabe.

Medikamente bei Schlafstörungen

Bearbeiten Sie diesen Auftrag im Anschluss an den Auftrag „Der Schlaf des älteren Menschen".

Sie setzen schlaffördernde Medikamente laut ärztlicher Anordnung fachgerecht ein und informieren die Betroffenen situationsgerecht über Wirkungen und Nebenwirkungen.

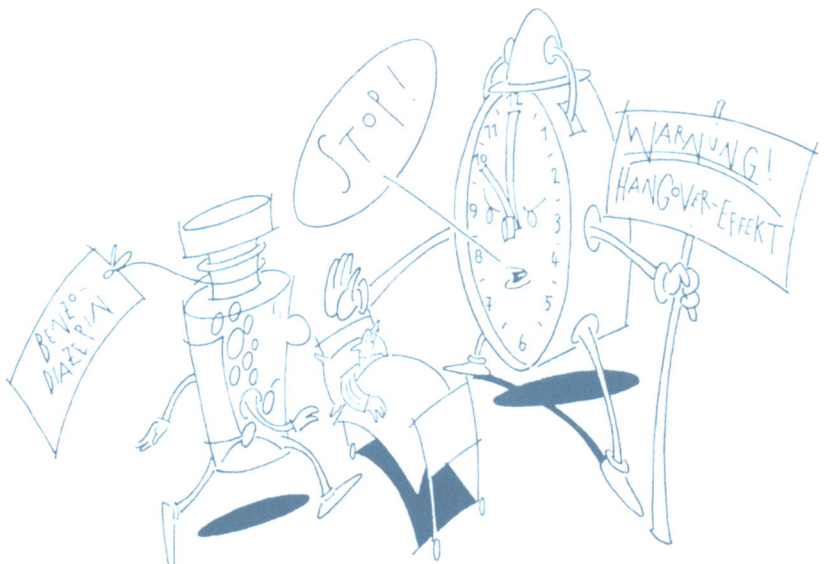

1 Ermitteln Sie bei allen Bewohnerinnen Ihres Wohnbereichs, wer eine Schlafmedikation erhält. Legen Sie eine Tabelle nach folgendem Beispiel an, die Sie jeden Tag um eine Bewohnerin ergänzen.

Namens-kürzel der Bewohnerin	Name des Medikamentes	Wirkungs-weise	Neben-wirkungen/ Zu beachten
Fr. M.	Chloraldurat		

2 Wählen Sie vier Bewohnerinnen aus, die regelmäßig Schlafmedikamente einnehmen und überprüfen Sie im Gespräch und durch Beobachtung, ob die beschriebene Wirkungsweise der tatsächlichen entspricht.
Beobachten Sie bei diesen Bewohnerinnen außerdem, ob beschriebene Nebenwirkungen auftreten.

3 Halten Sie während der Übergabe einen Kurzvortrag über die in Ihrem Wohnbereich gängige Schlafmedikation, deren Applikationsformen, Wirkungsweise und Nebenwirkungen.
Schildern Sie in diesem Zusammenhang Ihre Beobachtungen und Ergebnisse aus Aufgabe 2.

Handlungsschwerpunkt aus LF 1.3

Ziele/Kompetenzen

Aufgaben

Handlungsschwerpunkt aus LF 1.3

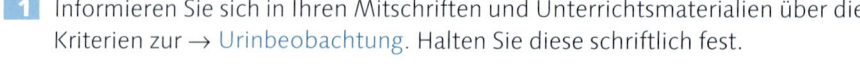

Beobachtung Urin

Ziele/Kompetenzen

Sie beziehen die gezielte Urinbeobachtung in pflegeanamnestische Tätigkeiten ein.

Aufgaben

Urinbeobachtung → S. 297

1 Informieren Sie sich in Ihren Mitschriften und Unterrichtsmaterialien über die Kriterien zur → Urinbeobachtung. Halten Sie diese schriftlich fest.

_____

_____

_____

_____

_____

Uringewinnung → S. 167

2 Beschreiben Sie, von welchen Faktoren die physiologische Urinausscheidung und die Urinkonsistenz abhängig ist.

_____

_____

_____

_____

_____

_____

3 Trinken Sie 1,5 Liter Flüssigkeit (möglichst Wasser) während Ihres Dienstes. Beobachten Sie anhand der in Aufgabe 1 ermittelten Kriterien, ob Ihr Urin und der Miktionsvorgang physiologisch ist.

> **Hinweis** Bitte führen Sie diese Aufgabe nur durch, wenn bei Ihnen keine medizinischen Kontraindikationen (z. B. Herzinsuffizienz) zu einer forcierten Flüssigkeitsaufnahme bestehen.

4 Wählen Sie vier Bewohnerinnen aus, bei denen Sie die Möglichkeit haben, den Urin genau zu beobachten (Miktion in Urinflasche, Steckbecken oder Katheterbeutel).
Spezifizieren Sie Ihre Beobachtungen nach den Kriterien der Urinbeobachtung aus Aufgabe 1. Entwerfen Sie zuvor eine Tabelle, die Ihnen einen Überblick verschafft. Fügen Sie eine Spalte hinzu, die Ihnen am Schluss eine Auswertung der Beobachtungen ermöglicht.

5 Benennen Sie im Anschluss an Ihre Beobachtungen mögliche Ursachen der physiologischen/pathologischen Veränderungen des Urins. Tauschen Sie sich mit Ihrer Praxisanleiterin über die Ergebnisse aus.

Urininkontinenz

Handlungsschwerpunkt aus LF 1.3

Ziele/Kompetenzen

Sie nutzen Ihr Wissen über Urininkontinenz, um pflegerische Maßnahmen fachgerecht planen und durchführen zu können.
Sie leiten betroffene Menschen situationsgerecht zum Thema Urininkontinenz an.

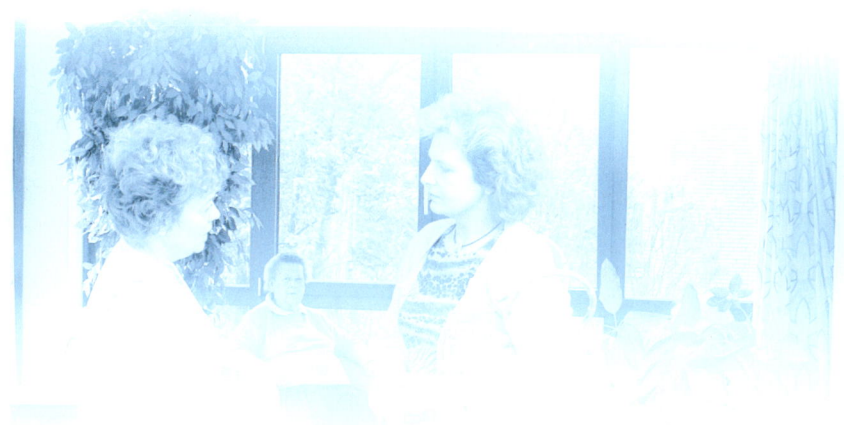

1 Informieren Sie sich in Ihren Mitschriften und Unterrichtsmaterialien sowie im Fachbuch, welche → Inkontinenzformen es gibt. Beschreiben Sie die unterschiedlichen Inkontinenzformen, sowie deren Ursachen und Symptome.

Aufgaben

Inkontinenzformen
→ S. 285

_____

_____

_____

_____

_____

_____

_____

_____

_____

2 Wählen Sie mindestens zwei Bewohnerinnen Ihres Wohnbereichs aus, bei denen eine der oben aufgeführten Inkontinenzformen als Diagnose im Dokumentationssystem vermerkt ist.

3 Bestimmen Sie die Inkontinenzform bei den Bewohnerinnen Ihres Wohnbereiches, bei denen eine Urininkontinenz vorliegt, die jedoch von ärztlicher Seite nicht näher diagnostiziert wurde.

4 Lesen Sie im Fachbuch nach, welche pflegerischen Maßnahmen bei den einzelnen Inkontinenzformen das klinische Bild sowie die psychosoziale Belastungssituation der Betroffenen lindern könnten.

5 Präsentieren Sie Ihre Ergebnisse im Team in Form eines Kurzvortrags während der Übergabe.

Unterstützung bei Inkontinenz

→ S. 285

→ S. 143

Handlungsschwerpunkt aus LF 1.3

Ziele/Kompetenzen

Aufgaben

Toilettentraining → S. 287

Bearbeiten Sie diesen Auftrag im Anschluss an den Auftrag „Urininkontinenz"

Toilettentraining

Sie leiten Maßnahmen des Toilettentrainings situations- und fachgerecht ein, unterstützen Pflegebedürftige bei der Durchführung und evaluieren die Ergebnisse.

1 Informieren Sie sich in Ihren Mitschriften, Unterrichtsmaterialien, sowie im Fachbuch über Möglichkeiten und Indikation eines → Toilettentrainings, Beckenbodengymnastik, sowie Anpassung des Trinkverhaltens.

2 Wählen Sie eine Bewohnerin aus, bei der Sie ein Toilettentraining für eine geeignete Pflegemaßnahme halten. Informieren Sie sie über Ihre Aufgabe.

3 Beobachten und protokollieren Sie eine Woche lang ihr Miktionsverhalten mithilfe eines Miktionsprotokolls.

Bitten Sie Ihr Team um Unterstützung.

7-Tage-Miktionsprotokoll von _____ bis_____ Name_____

[7-Tage-Miktionsprotokoll Tabelle mit Uhrzeit von 01.00 bis 24.00 Uhr für 1. bis 7. Tag]

Quelle: www.med-netconsult.de

Beckenbodengymnastik

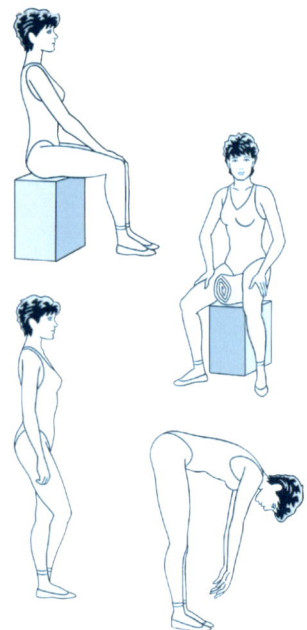

4 Werten Sie das Protokoll aus und legen Sie die Uhrzeiten für das Toilettentraining fest. Erstellen Sie einen Plan und informieren Sie das Team.

5 Planen Sie schriftlich Inhalt und Struktur eines Beratungsgesprächs, in welchem Sie die Bewohnerin über die Möglichkeiten des Beckenbodentrainings und des angepassten Trinkverhaltens informieren.

_____

_____

_____

_____

6 Führen Sie dieses Beratungsgespräch. Legen Sie gemeinsame Ziele fest und demonstrieren Sie ggf. für Bewohnerinnen durchführbare Übungen.

7 Informieren Sie Ihr Team über das Ergebnis des Beratungsgesprächs und Ihre geplanten Maßnahmen, halten Sie diese nach Absprache in der Pflegeplanung fest.

8 Evaluieren Sie nach einem angemessenen Zeitraum die Maßnahmen, die Teamzusammenarbeit und das Befinden der Bewohnerin.

Checkliste zum Toilettentraining

Vorbereitung

_____

_____

_____

_____

Durchführung

_____

_____

_____

_____

Nachbereitung

_____

_____

_____

_____

Besonderheiten bei der Dokumentation

_____

_____

_____

Kommunikation

_____

_____

_____

Tipps, Tricks & Fallen

_____

_____

_____

Handlungsschwerpunkt aus LF 1.3

Inkontinenzhilfsmittel

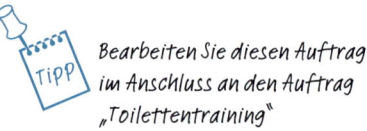

Bearbeiten Sie diesen Auftrag im Anschluss an den Auftrag „Toilettentraining"

Ziele/Kompetenzen

Sie planen den Einsatz von Inkontinenzhilfen bedürfnisorientiert und wenden diese fachgerecht an.

Aufgaben

Inkontinenzhilfsmittel
→ S. 289

1 **a** Informieren Sie sich in Ihren Mitschriften, Unterrichtsmaterialien und im Fachbuch über → Inkontinenzhilfsmittel.
b Vergleichen Sie diese Informationen mit dem Einsatz von Inkontinenzhilfsmitteln in Ihrer Einrichtung.
c Halten Sie Ihre Ergebnisse schriftlich fest.

_____

_____

_____

_____

_____

_____

_____

_____

_____

_____

_____

_____

_____

2 Wählen Sie 6 Bewohnerinnen Ihres Wohnbereichs aus, bei denen Inkontinenzhilfsmittel eingesetzt werden. Begründen Sie, warum gerade dieses Hilfsmittel bei der jeweiligen Bewohnerin eingesetzt wird.
3 Informieren Sie sich über die zum Einsatz kommenden Materialien. Wenden Sie sich ggf. an den Hersteller, um möglichst viele Informationen zu erhalten.
4 Überprüfen Sie nun, ob die Bewohnerin mit den hinsichtlich der Größe und des Fassungsvermögens passenden Inkontinenzmaterialien unterstützt werden. Sollten Sie Verbesserungsvorschläge haben, informieren Sie Ihr Team darüber.
5 Wägen Sie gemeinsam mit Ihrer Praxisanleiterin Vor- und Nachteile des Einsatzes solcher Hilfsmittel ab.

Zystitisprophylaxe

Sie planen zystitisprophylaktische Maßnahmen bedürfnisorientiert und wenden diese fachgerecht an.

Sie leiten andere Menschen hinsichtlich der Erkenntnisse und Möglichkeiten der Zystitisprophylaxe situationsgerecht an.

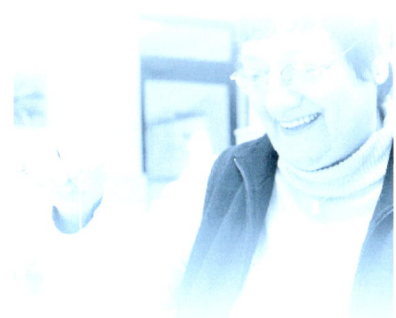

Handlungsschwerpunkt aus LF 1.3

Ziele/Kompetenzen

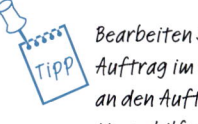

Bearbeiten Sie diesen Auftrag im Anschluss an den Auftrag „Inkontinenzhilfsmittel".

1 Informieren Sie sich in Ihren Mitschriften, Unterrichtsmaterialien und im Fachbuch, welche Risikofaktoren die Entstehung einer Zystitis begünstigen. Halten Sie diese schriftlich fest.

_____

_____

_____

Aufgaben

Harnwegsinfekte → S. 555

2 Leiten Sie selbstständig geeignete prophylaktische Maßnahmen aus den oben beschriebenen Risikofaktoren ab. Vergleichen Sie Ihre Ergebnisse mit den Empfehlungen des Fachbuchs und halten Sie Ihre Ergebnisse schriftlich fest.

_____

_____

_____

Zystitisprophylaxe → S. 353

3 Erfassen Sie zystitisgefährdete Bewohnerinnen und benennen Sie deren individuelle Risikofaktoren.

4 Wählen Sie eine Bewohnerin aus und überprüfen Sie, welche prophylaktischen Maßnahmen bei ihr durchgeführt werden.

5 Diskutieren Sie mit dem Team ggf. weitere prophylaktische Maßnahmen.

6 Informieren Sie die Bewohnerin in einem Beratungsgespräch über die Möglichkeiten zusätzlicher Maßnahmen. Bereiten Sie sich auf das Beratungsgespräche vor. Berücksichtigen Sie insbesondere Ablauf und Inhalte des Gesprächs.

7 Planen Sie im Anschluss an ein Beratungsgespräch gemeinsam mit der Bewohnerin Pflegeziele und durchführbare Maßnahmen. Dokumentieren Sie nach Absprache mit Ihrer Praxisanleiterin das Beratungsgespräch und die geplanten Maßnahmen.

8 Halten Sie schriftlich fest, welche pflegerischen und ärztlichen Maßnahmen indiziert sind, wenn eine akute oder chronische Zystitis auftritt.

_____

_____

_____

Checkliste zur Zystitisprophylaxe

Vorbereitung

_____

_____

_____

Durchführung

_____

_____

_____

Nachbereitung

_____

_____

_____

Besonderheiten bei der Dokumentation

_____

_____

Kommunikation

_____

_____

Tipps, Tricks & Fallen

_____

_____

_____

Obstipationsprophylaxe

Sie planen obstipationsprophy-
laktische Maßnahmen bedürfnisorientiert und wenden diese
fachgerecht an.

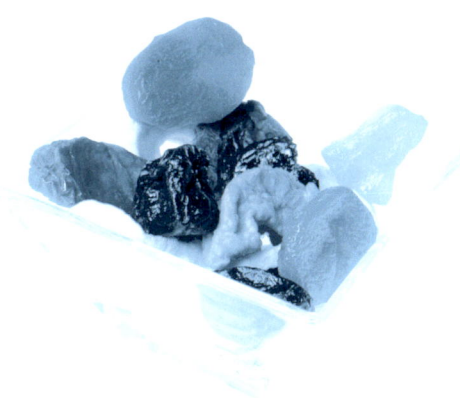

**Handlungsschwerpunkt
aus LF 1.3**

Ziele/Kompetenzen

1 Informieren Sie sich in Ihren Mitschriften, Unterrichtsmaterialien und im Fachbuch über Faktoren, die die Entstehung einer → Obstipation begünstigen.
Halten Sie diese schriftlich fest.

Aufgaben

Obstipation → S. 523

2 Leiten Sie selbstständig geeignete prophylaktische Maßnahmen aus den oben
beschriebenen Risikofaktoren ab. Vergleichen Sie Ihre Ergebnisse mit den
Empfehlungen des Fachbuchs und halten Sie Ihre Ergebnisse schriftlich fest.

Obstipationsprophylaxe
→ S. 350

3 Erfassen Sie obstipationsgefährdete Bewohnerinnen und benennen Sie deren
individuelle Risikofaktoren.

4 Wählen Sie eine Bewohnerin aus und überprüfen Sie, welche prophylaktischen Maßnahmen bei ihr durchgeführt werden.

5 Diskutieren Sie mit dem Team ggf. weitere prophylaktische Maßnahmen.

6 Informieren Sie die Bewohnerin in einem Beratungsgespräch über die Möglichkeiten zusätzlicher Maßnahmen. Bereiten Sie sich auf das Beratungsgespräch vor. Berücksichtigen Sie dabei insbesondere Ablauf und Inhalte.

7 Planen Sie gemeinsam mit der Bewohnerin Pflegeziele und durchführbare
Maßnahmen.

8 Dokumentieren Sie das Beratungsgespräch und die geplanten Maßnahmen.

Checkliste zur Obstipationsprophylaxe

Vorbereitung

_____

_____

_____

_____

Durchführung

_____

_____

_____

_____

Nachbereitung

_____

_____

_____

_____

Besonderheiten bei der Dokumentation

_____

_____

_____

Kommunikation

_____

_____

_____

Tipps, Tricks & Fallen

_____

_____

Behandlung bei Obstipation

Sie setzen ärztliche Anordnungen und pflegerische Maßnahmen zur Behandlung von Obstipation bedürfnisorientiert und fachgerecht um.

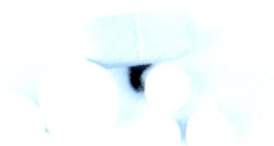

Handlungsschwerpunkt aus LF 1.3

Ziele/Kompetenzen

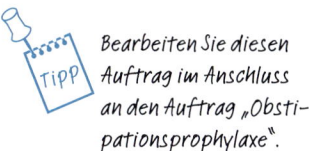

Bearbeiten Sie diesen Auftrag im Anschluss an den Auftrag „Obstipationsprophylaxe".

Aufgaben

1 Erfassen Sie die Bewohnerinnen, die regelmäßig Laxanzien einnehmen. Informieren Sie sich über Wirkungsweise und Nebenwirkungen sowie Applikationsformen und legen Sie eine Tabelle nach folgendem Beispiel an.

Namenskürzel der Bewohnerin	Name des Medikaments	Wirkungsweise	Nebenwirkungen/ Zu beachten
Fr. M.	Laxoberal		

2 Wählen Sie vier Bewohnerinnen aus, die regelmäßig Laxanzien einnehmen und überprüfen Sie im Gespräch und durch Beobachtung, ob die beschriebene Wirkungsweise der tatsächlichen entspricht.
Beobachten Sie bei diesen Bewohnerinnen außerdem, ob beschriebene Nebenwirkungen auftreten.
Tauschen Sie sich über Ihre Beobachtungen mit der Praxisanleiterin aus.

3 Halten Sie während der Übergabe einen Kurzvortrag über die in Ihrem Wohnbereich gängigen Laxanzien, deren Applikationsformen, Wirkungsweise und Nebenwirkungen.
Schildern Sie in diesem Zusammenhang Ihre Beobachtungen und Ergebnisse aus Aufgabe 2.

Handlungsschwerpunkt aus LF 1.3

Bewegungsapparat – Osteoporose

Ziele/Kompetenzen

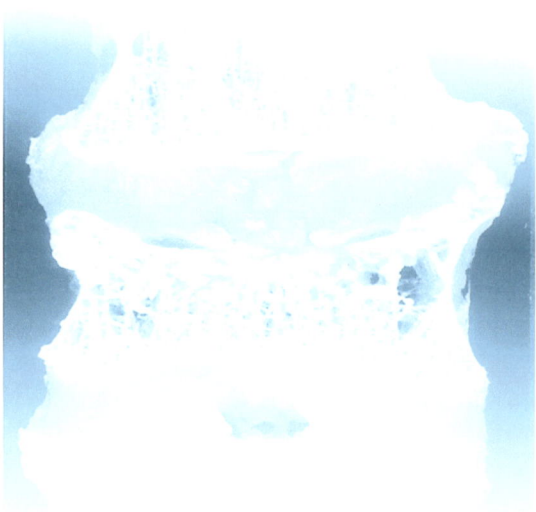

Sie planen pflegerische Maßnahmen bei an Osteoporose erkrankten Menschen bedürfnisorientiert und wenden diese fachgerecht an.

Aufgaben

Osteoporose → S. 459

1 Informieren Sie sich in Ihren Mitschriften, Unterrichtsmaterialien und im Fachbuch über das Krankheitsbild → Osteoporose, dessen Ursachen, Symptome und Behandlungsmöglichkeiten.

2 Erfassen Sie die Bewohnerinnen Ihres Wohnbereichs, die an Osteoporose erkrankt sind. Vergleichen Sie die im Fachbuch beschriebenen Symptome mit denen, die Sie bei den Bewohnerinnen vorfinden.

3 Ermitteln Sie das Sturzrisiko bei einer an Osteoporose erkrankten Bewohnerin anhand der in Ihrer Einrichtung angewendeten Skala.

4 Halten Sie schriftlich die Maßnahmen fest, die bei Sturzgefährdung ergriffen werden sollten.

_____

_____

_____

_____

_____

_____

_____

_____

_____

5 Überprüfen Sie, ob bereits entsprechende Maßnahmen durchgeführt werden, ggf. bringen Sie ihre Ergebnisse ins Team ein.

Ernährung und Bewegung bei Osteoporose

 *Bearbeiten Sie diesen Auftrag im Anschluss an den Auftrag „Bewegungsapparat – Osteoporose".*

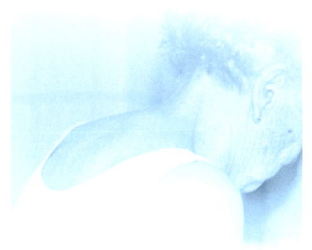

Sie planen pflegerische Maßnahmen bei an Osteoporose erkrankten Menschen mit dem Schwerpunkt Ernährung und Bewegung und wenden diese fachgerecht an.

Ziele/Kompetenzen

1 Wählen Sie vier Bewohnerinnen aus, die an Osteoporose erkrankt sind. Planen Sie ein Gespräch, in welchem Sie sie über das Krankheitsbild und die Bedeutung der Bewegung und Ernährung informieren.
Halten Sie Struktur und Inhalt dieses Gespräches schriftlich fest.

Aufgaben

_____

_____

_____

_____

_____

_____

_____

_____

2 Recherchieren Sie, welche Bewegungsübungen sich für die vier Bewohnerinnen eignen. Stellen Sie ein durchführbares Übungsprogramm für die Gruppe zusammen. Besprechen Sie mit Ihrer Praxisanleiterin bzw. Heimleitung die Möglichkeit, ein solches Gruppenangebot anzubieten.
3 Führen Sie diese Bewegungsübungen im Laufe der nächsten Wochen mindestens zweimal wöchentlich gemeinsam mit den Bewohnerinnen durch.

 *Fordern Sie an den übrigen Tagen die Bewohnerinnen zur selbstständigen Durchführung der Übungen auf, unabhängig von der Gruppe. Vielleicht findet sich auch eine Bewohnerin, die gerne die Gruppenleitung übernimmt, so dass sich die Gruppe so auch zu eigenständigen Bewegungsübungen treffen kann.*

4 Stellen Sie Ihrer Gruppe einen auf ihr Krankheitsbild abgestimmten Speiseplan für einen Tag vor.
Verdeutlichen Sie anhand des Speiseplans die Grundsätze, die bei der Ernährung von Menschen mit Osteoporose zu beachten sind.

 *Hier bietet es sich an, gemeinsam mit den Bewohnerinnen eine Mahlzeit zuzubereiten. Berücksichtigen Sie hierbei individuelle Vorlieben.*

Checkliste – Osteoporoseprophylaxe

Vorbereitung

Durchführung

Nachbereitung

Besonderheiten bei der Dokumentation

Kommunikation

Tipps, Tricks & Fallen

Atemwegserkrankungen – COPD

Sie kennen Ursachen und Symptome der COPD und leiten pflegerische Interventionen personen- und situationsbezogen ab.

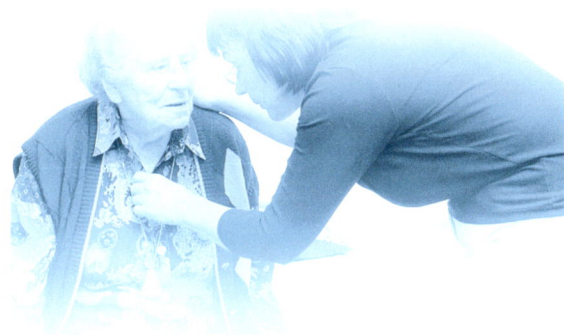

Handlungsschwerpunkt aus LF 1.3

Ziele/Kompetenzen

1 Informieren Sie sich in Ihren Mitschriften, Unterrichtsmaterialien und im Fachbuch über Entstehung, Ursachen, Symptome, Therapien und pflegerische Interventionen von → COPD.

_____

_____

_____

_____

_____

Aufgaben

COPD → S. 536

2 Überprüfen Sie anhand der Dokumentation, welche Bewohnerinnen unter COPD leiden.

3 Wählen Sie eine Bewohnerin aus, beobachten sie diese und notieren Sie die bei ihr auftretenden Symptome. Vergleichen Sie Ihre Notizen mit den Ausführungen im Fachbuch.

_____

_____

_____

4 Notieren Sie geeignete pflegerische Maßnahmen für die Bewohnerin bezüglich Ihrer Erkrankung. Vergleichen Sie Ihre Notizen mit Ausführungen im Fachbuch und ergänzen Sie sie gegebenenfalls.

_____

_____

_____

5 Stellen Sie die Maßnahmen in der bereits bestehenden Pflegeplanung der Bewohnerin „Ihren Maßnahmen" gegenüber.

6 Falls es Abweichungen gibt, die Ihrer Meinung nach behoben werden sollten, stellen Sie dem Team Ihre Überlegungen vor.
Dokumentieren Sie die im Team und mit der Bewohnerin besprochenen Veränderungen.

Stellen Sie in einem Kurzreferat bei der Übergabe Ihren Kolleginnen die Ursachen, Symptome und pflegerischen Besonderheiten bei COPD vor, bevor Sie die 6. Aufgabe bearbeiten.

77

Checkliste – COPD

Pflegerische Besonderheiten

_____

_____

_____

_____

Komplikationen

_____

_____

_____

_____

Kommunikation

_____

_____

_____

_____

Besonderheiten bei der Dokumentation

_____

_____

_____

_____

Tipps, Tricks & Fallen

_____

_____

_____

_____

Medikamente bei Atemwegserkrankungen

Handlungsschwerpunkt aus LF 1.3

Bearbeiten Sie diesen Auftrag nach dem Auftrag „Atemwegserkrankungen – COPD"

Ziele/Kompetenzen

Sie setzen Medikamente zur Behandlung von Atemwegserkrankungen laut ärztlicher Anordnung fachgerecht ein und informieren den Betroffenen situationsgerecht über Wirkungen und Nebenwirkungen.

1 Ermitteln Sie Bewohnerinnen Ihres Wohnbereichs, die → Medikamente zur Behandlung von Atemwegserkrankungen erhalten. Legen Sie eine Tabelle nach folgendem Beispiel an.
Füllen Sie an einem ersten Tag zunächst Spalte eins und zwei der Tabelle aus.

Aufgaben

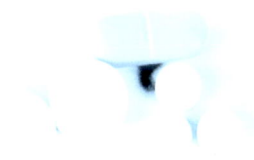

Medikamente zur Behandlung von Atemwegserkrankungen
→ S. 538

Namens-kürzel der Bewohnerin	Name des Medikamentes/ Wirkstoffes	Wirkungs-weise	Neben-wirkungen/ Zu beachten
Fr. C.	Ambroxol®		

2 Informieren Sie sich während der nächsten Tage mithilfe des Fachbuchs, der Beipackzettel der Medikamente oder anderer Quellen (z. B. Rote Liste) über Wirkungsweise und Nebenwirkungen der Medikamente und vervollständigen Sie die Tabelle um Spalte drei und vier.

3 Wählen Sie vier Bewohnerinnen aus und überprüfen Sie im Gespräch und durch Beobachtung, ob die beschriebene Wirkungsweise der tatsächlichen entspricht.
Beobachten Sie diese Bewohnerinnen außerdem, ob beschriebene Nebenwirkungen auftreten.

4 Halten Sie während der Übergabe einen Kurzvortrag über die in Ihrem Wohnbereich gängigen Medikamente bei Atemwegserkrankungen. Schildern Sie in diesem Zusammenhang Ihre Beobachtungen und Ergebnisse aus Aufgabe 3.

Handlungsschwerpunkt aus LF 1.3

Herzerkrankungen – Chronische Herzinsuffizienz

Ziele/Kompetenzen

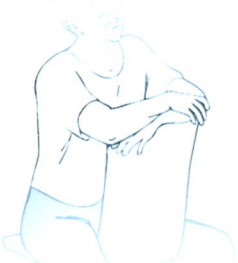

Sie kennen Symptome, Typen und Stadien der chronischen Herzinsuffizienz und leiten pflegerische Interventionen personen- und situationsbezogen ab.

Aufgaben

1 Notieren Sie die Symptome einer chronischen Rechtsherz- und einer Linksherzinsuffizienz:

Rechtsherzinsuffizienz	Linksherzinsuffizienz
_____	_____
_____	_____
_____	_____
_____	_____
_____	_____
_____	_____

chronische Herzinsuffizienz,
→ S. 491

2 Beobachten Sie, ob sich in Ihrer Bezugsgruppe Bewohnerinnen mit Symptomen einer Rechtsherzinsuffizienz befinden. Überprüfen Sie, ob die Diagnose dokumentiert ist oder ob die festgestellten Symptome eine andere Ursache haben.

3 Die → chronische Herzinsuffizienz wird in vier Stadien eingeteilt. Versuchen Sie nun bei den Bewohnerinnen Ihres Wohnbereichs die Herzinsuffizienz entsprechend der Stadieneinteilung im Fachbuch zu klassifizieren.

4 Notieren Sie hier, welche pflegerischen Maßnahmen im Fachbuch empfohlen werden und begründen Sie, warum die Maßnahmen erforderlich sind.

Pflegerische Maßnahme	Begründung

Checkliste – Herzinsuffizienz

Pflegerische Besonderheiten

_____

_____

_____

_____

Komplikationen

_____

_____

_____

_____

Kommunikation

_____

_____

_____

_____

Besonderheiten bei der Dokumentation

_____

_____

_____

_____

Tipps, Tricks & Fallen

_____

_____

_____

_____

Handlungsschwerpunkt aus LF 1.3

Gängige Medikamente bei Herzinsuffizienz

 *Bearbeiten Sie diesen Auftrag im Anschluss an den Auftrag „Herzerkrankungen – Chronische Herzinsuffizienz".*

Ziele/Kompetenzen

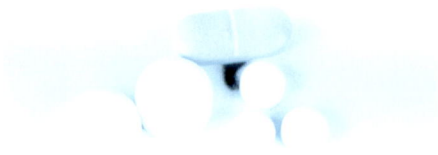

Sie setzen Medikamente zur Behandlung der chronischen Herzinsuffizienz laut ärztlicher Anordnung fachgerecht ein und informieren die Betroffenen situationsgerecht über Wirkungen und Nebenwirkungen.

Aufgaben

Medikamente zur Stärkung der Herzleistung
→ S. 493

1 Ermitteln Sie bei Bewohnerinnen Ihres Wohnbereichs, die an einer chronischen Herzinsuffizienz leiden, → Medikamente zur Stärkung der Herzleistung (z. B. Digitalispräparate und Diuretika).
Legen Sie eine Tabelle nach folgendem Beispiel an. Füllen Sie zunächst Spalte eins und zwei der Tabelle aus.

Namenskürzel der Bewohnerin	Name des Medikaments/ Wirkstoffs	Wirkungsweise	Nebenwirkungen/ Zu beachten
Hr. B.	Furosemid		

2 Informieren Sie sich während der nächsten Tage mithilfe des Fachbuchs, der Beipackzettel der Medikamente oder anderer Quellen (z. B. Rote Liste) über Wirkungsweise und Nebenwirkungen der Medikamente und vervollständigen Sie die Tabelle um Spalte drei und vier.

3 Wählen Sie vier Bewohnerinnen aus und überprüfen Sie im Gespräch und durch Beobachtung, ob die beschriebene Wirkungsweise der tatsächlichen entspricht.
Beobachten Sie diese Bewohnerinnen außerdem, ob beschriebene Nebenwirkungen auftreten.

4 Halten Sie während der Übergabe einen Kurzvortrag über die in Ihrem Wohnbereich gängigen Medikamente und die pflegerischen Besonderheiten, die bei der Gabe dieser Medikamente zum Tragen kommen.
Schildern Sie in diesem Zusammenhang Ihre Beobachtungen und Ergebnisse aus Aufgabe 3.

Herzerkrankungen – Koronare Herzerkrankung

Sie kennen Ursachen, Symptome, Therapie und pflegerische Interventionen der Koronaren Herzkrankheit und leiten pflegerische Interventionen personen- und situationsbezogen ab.

Sie planen ein Beratungsgespräch bezüglich der Lebensweise bei einer Koronaren Herzerkrankung und führen dieses mit einer Bewohnerin durch.

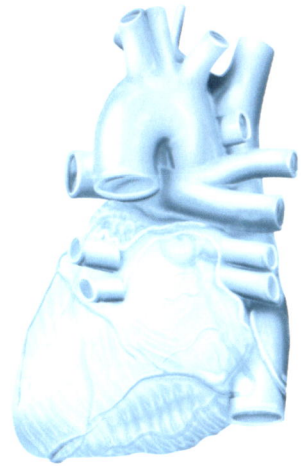

Handlungsschwerpunkt aus LF 1.3

Ziele/Kompetenzen

1 Informieren Sie sich in Ihren Mitschriften und Unterrichtsmaterialien sowie im Fachbuch über Einteilung, Ursachen, Symptome und Therapieformen der → Koronaren Herzerkrankung (KHK). Halten Sie Ihre Ergebnisse schriftlich fest.

Aufgaben

Koronare Herzerkrankung
→ S. 487

_____

_____

_____

_____

_____

_____

_____

_____

_____

_____

_____

_____

_____

_____

2 Bereiten Sie sich auf ein Beratungsgespräch mit einer an KHK erkrankten Bewohnerin schriftlich vor.
Ziel des Beratungsgesprächs ist es, die Bewohnerin über die Empfehlungen zur Lebensführung zu informieren.

Bitten Sie Ihre Praxisanleiterin, während des Gesprächs anwesend zu sein und Ihnen im Anschluss ein Feedback zu geben.

Checkliste – Koronare Herzerkrankung

Pflegerische Besonderheiten

_____

_____

_____

_____

Komplikationen

_____

_____

_____

_____

Kommunikation

_____

_____

_____

_____

Besonderheiten bei der Dokumentation

_____

_____

_____

_____

Tipps, Tricks & Fallen

_____

_____

_____

_____

Wahrnehmungsübung – Selbsterfahrung zur Sinneswahrnehmung

Sie reflektieren die Bedeutung eingeschränkter Sinneswahrnehmung.

1 a Verbinden Sie sich während einer Mahlzeit (z. B. in der Frühstückspause) die Augen. Nehmen Sie nun Ihr Frühstück „blind" ein.

b Reflektieren Sie, wie es Ihnen dabei ergangen ist und wie Sie Ihre Umgebung wahrgenommen haben. Halten Sie Ihr Ergebnis schriftlich fest.

_____

_____

_____

_____

_____

2 a Stecken Sie sich Oropax® o. ä. in die Ohren. Verfolgen Sie so z. B. ein Pausengespräch.

b Reflektieren Sie, wie es Ihnen mit dieser Einschränkung ergangen ist. Halten Sie Ihr Ergebnis schriftlich fest.

_____

_____

_____

_____

_____

3 Führen Sie eine der folgenden Selbsterfahrungsübungen zum Thema Sprachbehinderung durch und reflektieren Sie im Anschluss schriftlich Ihre Wahrnehmungen:

a Nehmen Sie während der Übergabe einen größeren Gegenstand in den Mund, der Sie beim Sprechen behindert und versuchen Sie am Gespräch teilzunehmen.

Oder:

b Sie können sich nicht äußern und haben eine Bewegungseinschränkung beider Arme. Sie nehmen z. B. an einem Frühstück mit mehreren Personen teil und erleben, wie sich diese Einschränkung „anfühlt".

_____

_____

_____

_____

_____

Handlungsschwerpunkt aus LF 1.3

Ziele/Kompetenzen

Aufgaben

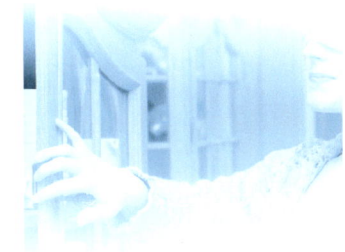

Handlungsschwerpunkt aus LF 1.3

Pflege bei Sehbehinderung

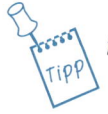

Bearbeiten Sie diesen Auftrag im Anschluss an den Auftrag „Wahrnehmungsübung".

Ziele/Kompetenzen

Sie planen geeignete pflegerische Maßnahmen für Menschen mit bestehender Sehbehinderung und führen diese personen- und situationsgerecht durch.

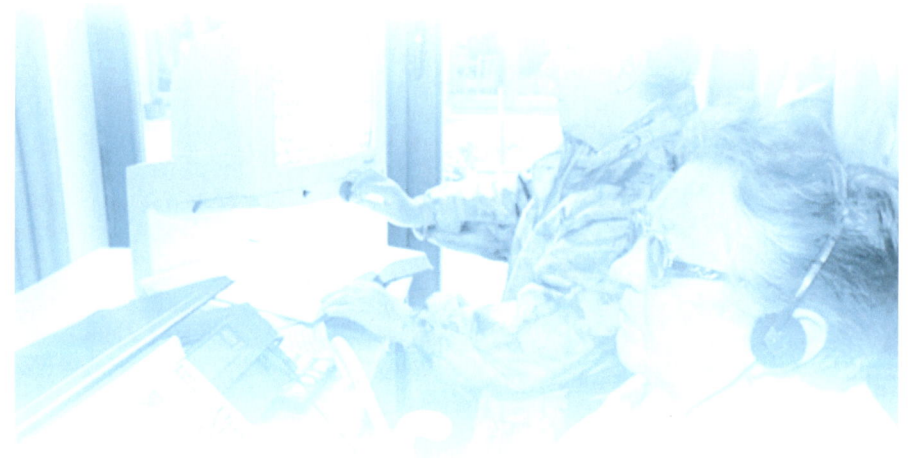

Aufgaben

Unterstützung bei Sehbehinderung → S. 414

1 Erfassen Sie die Bewohnerinnen in Ihrem Wohnbereich, die an einer Sehbehinderung leiden. Überprüfen Sie, ob und in welchen Alltagsaktivitäten diese durch ihre Sehbehinderung eingeschränkt sind.

2 Wählen Sie zwei Bewohnerinnen aus, die auf Grund ihrer Sehbehinderung die Unterstützung des Pflegepersonals benötigen.
Ermitteln Sie anhand der Dokumentation, welche medizinische Diagnose die Sehbehinderung begründet.

3 Informieren Sie sich im Fachbuch über unterstützenden Maßnahmen bei Sehbehinderung und halten Sie diese schriftlich fest.

_____

_____

_____

_____

_____

_____

4 Planen Sie pflegerische Maßnahmen, die der Aufrechterhaltung der Selbstständigkeit bei den beiden Bewohnerinnen dienen. Vergleichen Sie „Ihre Maßnahmen" mit denen in der bereits bestehenden Pflegeplanung. Diskutieren Sie mit Ihrer Praxisanleiterin Unterschiede und Gemeinsamkeiten.

5 Stellen Sie eventuelle zusätzliche Maßnahmen im Team vor und ergänzen Sie nach Absprache die Pflegeplanung.

Checkliste – Sehbehinderung

Pflegerische Besonderheiten

_____

_____

_____

_____

Komplikationen

_____

_____

_____

_____

Kommunikation

_____

_____

_____

_____

Besonderheiten bei der Dokumentation

_____

_____

_____

_____

Tipps, Tricks & Fallen

_____

_____

_____

_____

**Handlungsschwerpunkt
aus LF 1.3**

Pflege bei Hörbehinderungen

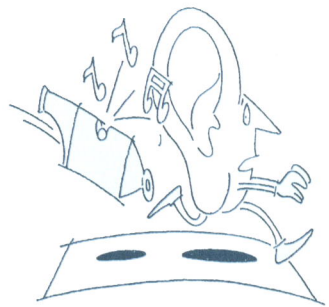

Bearbeiten Sie diesen Auftrag im Anschluss an den Auftrag „Wahrnehmungsübung".

Ziele/Kompetenzen

Sie erkennen und benennen Pflegeprobleme von Menschen mit Hörbehinderungen und leiten daraus geeignete Pflegeinterventionen personen- und situationsgerecht ab.

Aufgaben

1 Informieren Sie sich in Ihren Mitschriften und Unterrichtsmaterialien sowie im Fachbuch über Ursachen und Symptome sowie Besonderheiten der → Altersschwerhörigkeit.

2 Versuchen Sie durch ein Gespräch mit einer altersschwerhörigen Bewohnerin in Erfahrung zu bringen, wie sie ihren Alltag mit einer Hörbehinderung erlebt.

3 Greifen Sie die zwei vorrangigsten Probleme dieser Bewohnerin im Hinblick auf die Hörbehinderung auf und planen Sie hierfür geeignete Maßnahmen, die zum Erreichen der von Ihnen formulierten Ziele führen.

Probleme, Ressourcen	Ziel	Maßnahmen

Altersschwerhörigkeit
→ S. 194. S. 417

Kommunikation mit hörbehinderten alten Menschen
→ S. 120

Kommunikation mit hörbehinderten alten Menschen
→ S. 120

Hinweis Arbeitet Ihre Einrichtung mit Pflegediagnosen, formulieren Sie diese entsprechend der hausinternen Standards.

4 Stellen Sie Ihren Pflegeplan im Team vor und diskutieren Sie mit Ihren Kolleginnen.
Ergänzen Sie eventuell die schon bestehende Pflegeplanung.

Checkliste – Hörbehinderungen

Pflegerische Besonderheiten

_____

_____

_____

_____

Komplikationen

_____

_____

_____

_____

Kommunikation

_____

_____

_____

_____

Besonderheiten bei der Dokumentation

_____

_____

_____

_____

Tipps, Tricks & Fallen

_____

_____

_____

_____

Handlungsschwerpunkt
aus LF 1.3

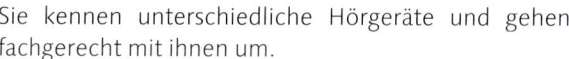

Umgang mit Hörgeräten

Ziele/Kompetenzen

Sie kennen unterschiedliche Hörgeräte und gehen fachgerecht mit ihnen um.

Aufgaben

1

Umgang mit Hörgeräten
→ S. 406

1 Erfassen Sie die Bewohnerinnen Ihres Wohnbereichs, die ein Hörgerät tragen. Stellen Sie Unterschiede und Gemeinsamkeiten der Geräte fest.

2 Informieren Sie sich über vorhandene Hinweise des Herstellers zum Gebrauch, der Reinigung und Wartung der Geräte. Halten Sie Ihre Ergebnisse in der Tabelle fest.

Hörgerätetyp	Gebrauchshinweise	Reinigung	Wartung

Nutzen Sie als Informationsquelle auch das Internet oder fragen Sie einen Hörgeräte-akkustiker.

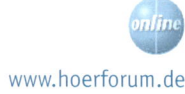

www.hoerforum.de

Nach Durchführen dieser Aufgabe bietet es sich an, einen Kurzvortrag für die Mitarbeiterinnen anzubieten.

Pflege bei Aphasie

 *Bearbeiten Sie diesen Auftrag im Anschluss an den Auftrag „Wahrnehmungsübung" und zeitnah zum Auftrag „Pflege bei Apoplexie/Bobath-Konzept"*

Sie kennen die unterschiedlichen Aphasieformen und planen Maßnahmen, die die Kommunikation bei Aphasie erleichtern.

1 Informieren Sie sich in Ihren Mitschriften, Unterrichtsmaterialien sowie im Fachbuch über die unterschiedlichen Formen, Ursachen und Symptome von → Aphasie. Halten Sie Ihre Ergebnisse stichwortartig fest.

_____

_____

_____

_____

_____

_____

_____

_____

2 Stellen Sie fest, ob bei einer der Bewohnerinnen Ihrer Einrichtung eine der beschriebenen Aphasien auftritt.
Lesen Sie in der Pflegeplanung der Bewohnerin nach, welche Maßnahmen durchgeführt werden, um eine Kommunikation trotz der Sprachbehinderung möglich zu machen.

3 Informieren Sie sich, welche Kommunikationshilfen für diese Aphasieform geeignet sind. Vergleichen Sie die empfohlenen Maßnahmen mit der bereits bestehenden Pflegeplanung und diskutieren sie Gemeinsamkeiten und Unterschiede mit Ihrer Praxisanleiterin.

4 Stellen Sie im Team Ihre Ergebnisse vor und ergänzen Sie eventuell die Pflegeplanung.

 *Erstellen Sie eine Sprechtafel für den Wohnbereich bzw. die Einrichtung.*

Handlungsschwerpunkt aus LF 1.3

Ziele/Kompetenzen

Aufgaben

Aphasie → S. 572

Checkliste – Aphasie

Pflegerische Besonderheiten

_____

_____

_____

_____

Komplikationen

_____

_____

_____

_____

Kommunikation

_____

_____

_____

_____

Besonderheiten bei der Dokumentation

_____

_____

_____

_____

Tipps, Tricks & Fallen

_____

_____

_____

_____

Begleitung schwerstkranker Pflegebedürftiger

Handlungsschwerpunkt aus LF 1.3

Ziele/Kompetenzen

Sie kennen die individuellen Wünsche der Pflegebedürftigen hinsichtlich ihrer Sterbebegleitung und setzen diese situationsgerecht um.

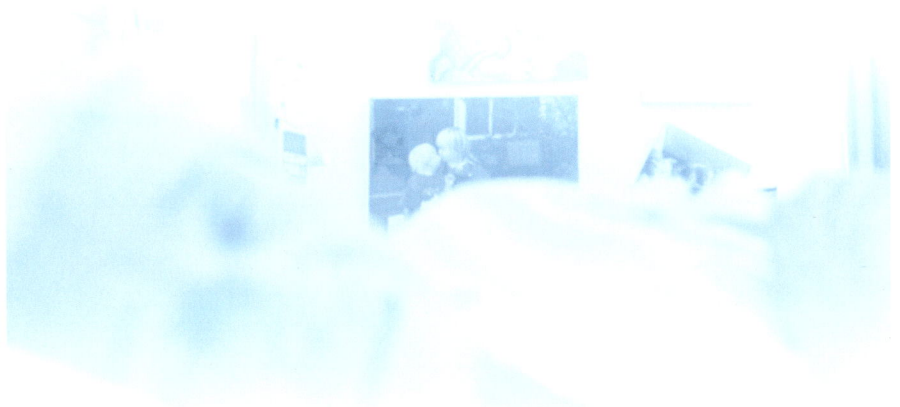

1 Informieren Sie sich in der Dokumentationsmappe der Bewohnerinnen Ihres Wohnbereichs über die individuellen Wünsche im Hinblick auf das Sterben bzw. auf die Sterbebegleitung.

2 Informieren Sie sich in Ihren Mitschriften und Unterrichtsmaterialien sowie im Fachbuch über die verschiedenen Formen der → Sterbebegleitung. Berücksichtigen Sie Gemeinsamkeiten und Unterschiede in den verschiedenen Konfessionen und/oder Kulturen.

Aufgaben

Sterbebegleitung

→ Fachbuch 1, S. 657
→ Fachbuch 2

→ S. 159

3 Halten Sie im Team einen Vortrag zum Thema „Formen der Sterbebegleitung verschiedener Religionen" und berichten Sie von Ihren Ergebnissen bei der Recherche in den Dokumentationsmappen der Bewohnerinnen.

Handlungsschwerpunkt aus LF 1.3

Schmerz

Ziele/Kompetenzen

Sie nutzen Assessmentinstrumente zur Einschätzung der Schmerzen von Pflegebedürftigen und leiten aus den Ergebnissen personen- und situationsbezogene Pflegemaßnahmen ab.

Sie setzen schmerzlindernde Medikamente laut ärztlicher Anordnung fachgerecht ein und informieren die Betroffenen situationsgerecht über Wirkungen und Nebenwirkungen.

Aufgaben

1 Beschreiben Sie in Adjektiven die verschiedenen Arten von Schmerz.

_____

_____

_____

_____

_____

1

Pflegeassessment Schmerzprophylaxe → S. 360

2 Wählen Sie fünf Bewohnerinnen Ihres Wohnbereichs aus, die unter regelmäßig wiederkehrenden Schmerzen leiden. Ermitteln Sie im Gespräch oder mithilfe eines Assessmentinstruments die Schmerzart, die Schmerzintensität, die mögliche Ursache und wann der Schmerz auftritt. Tragen Sie die Ergebnisse der Befragung in die folgende Tabelle ein.

Namenskürzel	Schmerzart	Schmerzintensität	Ursache des Schmerzes	Zeitpunkt des Auftretens

3 Tragen Sie innerhalb der nächsten Tage in die nachfolgende Tabelle die Schmerzmedikation der fünf Bewohnerinnen ein.

Namenskürzel der Bewohnerin	Name des Medikaments	Wirkungsweise	Nebenwirkungen/ Zu beachten

4 Überprüfen Sie im Gespräch und durch Beobachtung, ob die beschriebene Wirkungsweise der tatsächlichen entspricht.
Beobachten Sie diese Bewohnerinnen außerdem, ob beschriebene Nebenwirkungen auftreten.

5 Halten Sie während der Dienstübergabe einen Kurzvortrag über die in Ihrem Wohnbereich angeordneten Schmerzmedikamente.
Schildern Sie in diesem Zusammenhang Ihre Beobachtungen und Ergebnisse aus Aufgabe 4.

Führen Sie diese Aufgabe bei allen Bewohnerinnen Ihres Wohnbereichs durch.

Handlungsschwerpunkt aus LF 1.3

Pflege bei Apoplexie/Bobath-Konzept

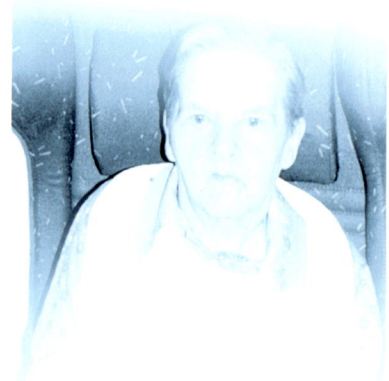

Bearbeiten Sie diese Aufgabe zeitnah zum Auftrag „Pflege bei Sprachbehinderung"

Ziele/Kompetenzen

Sie kennen Ursachen und Symptome bei Apoplexie und leiten Pflegemaßnahmen situations- und personenbezogen ab.

Sie wenden Aspekte des Bobath-Konzepts bei der Raumgestaltung und der Körperpflege an und evaluieren Ihre Maßnahmen.

Aufgaben

Schlaganfall → S. 575

1 Erfassen Sie die Bewohnerinnen, die an den Folgen eines Schlaganfalls leiden.
2 Informieren Sie sich in Ihren Mitschriften und Unterrichtsmaterialien sowie im Fachbuch über Ursachen und Symptome des → Schlaganfalls.
3 Vergleichen Sie bei drei Bewohnerinnen, die einen Schlaganfall erlitten haben, die auftretenden Symptome im Hinblick auf Ausprägung und Schweregrad.

Namenskürzel	Symptome

Bobath-Konzept → S. 584

4 Informieren Sie sich in Ihren Mitschriften und Unterrichtsmaterialien sowie im Fachbuch über die Grundsätze des → Bobath-Konzepts.
5 Wählen Sie eine Bewohnerin aus, bei der sie nach Absprache Aspekte des Bobath-Konzepts anwenden können.

6 Besprechen Sie gemeinsam mit Team und Bewohnerin, wie man im Sinne der Wahrnehmungsförderung das Bewohnerzimmer gestalten könnte.
Planen Sie im Anschluss daran die Umsetzung und führen Sie diese durch.

Beziehen Sie nach Möglichkeit die Angehörigen der Bewohnerin mit ein.

7 Integrieren Sie bei dieser Bewohnerin Aspekte des Bobath-Konzepts z. B. in die morgendliche Körperpflege.

8 Im Rahmen der regelmäßigen Evaluation der Pflegeplanung wird deutlich, welche Ziele Sie durch Ihre Maßnahmen erreicht haben.
Reflektieren Sie hier schriftlich.

Checkliste – Apoplexie/Bobath-Konzept

Pflegerische Besonderheiten

_____
_____
_____
_____

Komplikationen

_____
_____
_____
_____

Kommunikation

_____
_____
_____
_____

Besonderheiten bei der Dokumentation

_____
_____
_____
_____

Tipps, Tricks & Fallen

_____
_____
_____
_____

Pflege bei Morbus Parkinson

Handlungsschwerpunkt aus LF 1.3

Ziele/Kompetenzen

Sie kennen Symptome und Therapien bei Morbus Parkinson und leiten pflegerische Maßnahmen personen- und situationsgerecht ab.

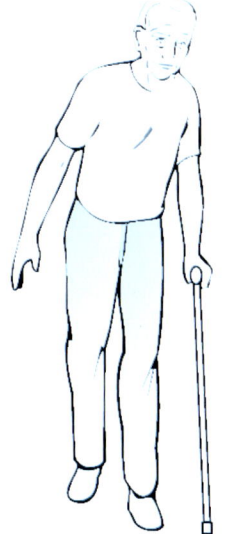

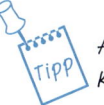 **1** Informieren Sie sich in Ihren Mitschriften, Unterrichtsmaterialien sowie im Fachbuch über Ursachen, Symptome, Therapiemöglichkeiten und pflegerische Maßnahmen bei → Morbus Parkinson.

> **Tipp** *Am Ende dieser Praxisaufgabe stellen Sie die Erkrankung Ihrem Team in Form eines Kurzvortrags vor. Deshalb bietet es sich an, die Symptome auf Kärtchen zu schreiben.*

2 Wählen Sie eine Bewohnerin aus, die an Morbus Parkinson erkrankt ist und beobachten Sie, welche Symptome bei ihr besonders stark ausgeprägt sind.

3 Formulieren Sie die auf Grund der Symptome auftretenden Pflegeprobleme der Bewohnerin. Planen Sie entsprechende pflegerische Maßnahmen. Halten Sie Ihre Ergebnisse schriftlich fest.

Aufgaben

Morbus Parkinson

→ S. 585

→ S. 118

_____

_____

_____

_____

_____

_____

_____

_____

_____

_____

_____

4 Halten Sie im Team einen Kurzvortrag über das Krankheitsbild Morbus Parkinson. Stellen Sie dabei die in Aufgabe 3 ermittelten Pflegeprobleme vor und anschließend die entsprechenden Maßnahmen zur Diskussion.

5 Verändern Sie ggf. die Pflegeplanung in Absprache mit dem Team und der Bewohnerin. Evaluieren Sie nach Möglichkeit die Pflegeplanung nach 4–6 Wochen.

Checkliste – Morbus Parkinson

Pflegerische Besonderheiten

_____

_____

_____

_____

Komplikationen

_____

_____

_____

_____

Kommunikation

_____

_____

_____

_____

Besonderheiten bei der Dokumentation

_____

_____

_____

_____

Tipps, Tricks & Fallen

_____

_____

_____

_____

Gängige Medikamente bei Morbus Parkinson

Handlungsschwerpunkt aus LF 1.3

Bearbeiten Sie diesen Auftrag im Anschluss an den Auftrag „Pflege bei Morbus Parkinson"

Ziele/Kompetenzen

Sie setzen Medikamente zur Behandlung des Morbus Parkinson laut ärztlicher Anordnung fachgerecht ein und informieren die Betroffenen situationsgerecht über Wirkungen und Nebenwirkungen.

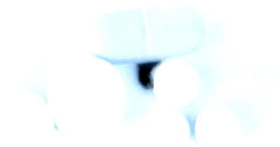

Aufgaben

1   Ermitteln Sie bei allen an Morbus Parkinson erkrankten Bewohnerinnen Ihres Wohnbereichs die zur Behandlung des Krankheitsbilds verschriebenen Medikamente.
Legen Sie eine Tabelle nach folgendem Beispiel an.
Füllen Sie in den ersten Tagen Spalte eins und zwei der Tabelle aus.

Namenskürzel der Bewohnerin	Name des Medikaments	Wirkungsweise	Nebenwirkungen/ Zu beachten
Fr. B.	Madopar		

2   Informieren Sie sich während der nächsten Tage mithilfe des Fachbuchs, der Beipackzettel der Medikamente oder anderer Quellen (z.B. Rote Liste) über Wirkungsweise und Nebenwirkungen der Medikamente und vervollständigen Sie die Tabelle um Spalte drei und vier.

3   Überprüfen Sie im Gespräch und durch Beobachtung bei allen Bewohnerinnen, die die oben aufgeführten Medikamente erhalten, ob die beschriebene Wirkungsweise der tatsächlichen entspricht.
Achten Sie außerdem darauf, ob die beschriebenen Nebenwirkungen auftreten.

4   Halten Sie während der Übergabe einen Kurzvortrag über die in Ihrem Wohnbereich gängigen Medikamente und die pflegerischen Besonderheiten, die bei der Gabe dieser Medikamente zum Tragen kommen.
Schildern Sie in diesem Zusammenhang Ihre Beobachtungen und Ergebnisse.

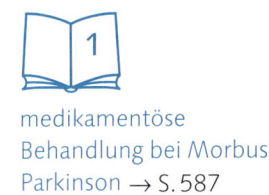

medikamentöse Behandlung bei Morbus Parkinson → S. 587

Handlungsschwerpunkt aus LF 1.3

Ziele/Kompetenzen

Gedächtnistraining

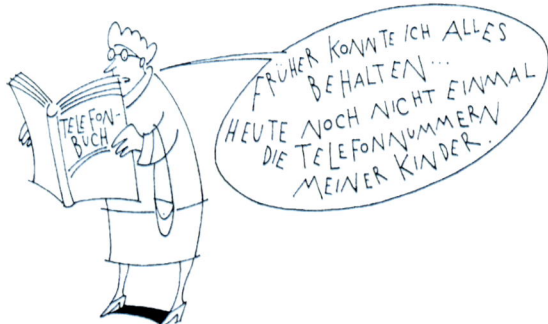

Sie fördern zielgerichtet durch regelmäßige Impulse die Gedächtnisleistung von Bewohnerinnen und evaluieren die durchgeführten Maßnahmen.

Aufgaben

Gedächtnis
→ Fachbuch 1, S. 17
→ Fachbuch 2

1 Informieren Sie sich in Ihren Mitschriften, Unterrichtsmaterialien sowie im Fachbuch über die Funktion des → Gedächtnisses sowie die Besonderheiten bei älteren Menschen. Berücksichtigen Sie dabei, wie sich bei älteren Menschen insbesondere die Inhalte des Langzeitgedächtnisses aktivieren lassen.

2 Wählen Sie eine Bewohnerin aus, die Sie regelmäßig betreuen, und planen Sie kurze Trainingssequenzen zur Gedächtnisaktivierung. Informieren Sie sich über die Vorlieben der Bewohnerin und stimmen Sie daraufhin Ihre Impulse ab. Setzten Sie nach Absprache mit Ihrer Praxisanleiterin diese Impulse über einen Zeitraum von zwei Wochen um.

3 Reflektieren Sie: Welche Reaktionen lösen diese regelmäßig gesetzten Impulse aus?

_____

_____

_____

_____

_____

_____

_____

_____

_____

_____

_____

_____

_____

_____

_____

4 Berichten Sie Ihrem Team während der Übergabe von Ihren Beobachtungen.

Checkliste zum Gedächtnistraining

Vorbereitung

_____

_____

_____

_____

Durchführung

_____

_____

_____

_____

Nachbereitung

_____

_____

_____

_____

Besonderheiten bei der Dokumentation

_____

_____

_____

Kommunikation

_____

_____

_____

Tipps, Tricks & Fallen

_____

_____

_____

Handlungsschwerpunkt aus LF 1.3

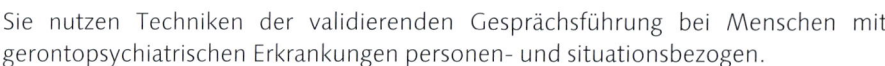

Validierende Gesprächsführung bei Menschen mit gerontopsychiatrischen Veränderungen

Ziele/Kompetenzen

Sie nutzen Techniken der validierenden Gesprächsführung bei Menschen mit gerontopsychiatrischen Erkrankungen personen- und situationsbezogen.

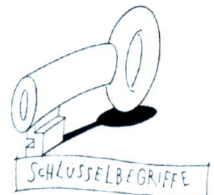
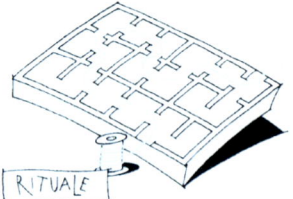
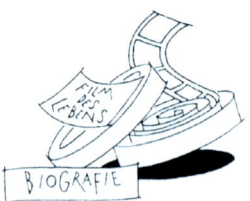
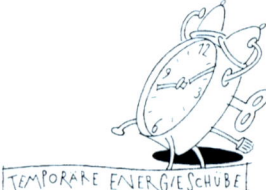

Aufgaben

Integrative Validation
→ S. 377

1 Informieren Sie sich in Ihren Mitschriften, Unterrichtsmaterialien und im Fachbuch über die Möglichkeiten validierender Gesprächsführung.

2 Versuchen Sie im Laufe der nächsten zwei Wochen im Gespräch mit demenziell erkrankten Bewohnerinnen nachzuspüren, von welchen Gefühlen und Antrieben Ihr Gegenüber zu Beginn der Begegnung geleitet wird.
Beobachten Sie alle Signale, die die Bewohnerinnen senden (z. B. Körpersprache, Tonfall).
Stellen Sie fest, ob Ihr einfühlsamer Gesprächsbeginn eine Veränderung des Gesprächsverlaufes nach sich zieht. Tauschen Sie sich mit Ihrer Praxisanleiterin über Ihre Erfahrungen aus.

3 Begegnen Sie den Bewohnerinnen weiterhin einfühlsam und versuchen Sie nun die wahrgenommenen Gefühle und Antriebe der Bewohnerin zu spiegeln. Halten Sie die Reaktionen auf Ihr Spiegeln schriftlich fest.

_____

_____

_____

_____

_____

online

www.aphorismen.de

4 Recherchieren Sie im → Internet, in ihrem sozialen Umfeld oder bei den Bewohnerinnen nach Redewendungen und Sprichwörtern, die der jetzigen Generation der älterer Menschen geläufig sind.

5 Versuchen Sie im validierenden Gespräch mit der Bewohnerin eine zusätzliche Bestätigung durch den Einsatz eines passenden Sprichworts zu geben.
Halten Sie die Reaktionen auf diese zusätzliche Bestätigung schriftlich fest.

_____

_____

_____

_____

6 Reflektieren Sie schriftlich, ob diese Form der Gesprächsführung sich für jede an Demenz erkrankte Bewohnerin eignet.
Welche positiven Erfahrungen konnten Sie durch die Anwendung der validierenden Gesprächsführung sammeln?

7 Stellen Sie Ihrem Team die Grundsätze der validierenden Gesprächsführung vor und berichten Sie über Ihre Erfahrungen damit.

Tipp *Bitten Sie Ihre Praxisanleiterin, Sie bei der Durchführung eines validierenden Gesprächs mit einer Bewohnerin zu beobachten und Ihnen anschließend ein Feedback zu geben.*

Handlungsschwerpunkt aus LF 1.3

Einsatz von Orientierungshilfen

Ziele/Kompetenzen

Sie gestalten bewohnerorientierte Orientierungshilfen zur Bewältigung des Lebensalltags und setzen diese personen- und situationsgerecht ein.

Aufgaben

Orientierungshilfen, → Fachbuch 2

1 Erstellen Sie eine Liste mit → Orientierungshilfen, die in Ihrem Wohnbereich für die Bewohnerinnen vorhanden sind. Halten Sie in Stichworten fest, welchen Zweck diese Orientierungshilfen erfüllen sollen.

_____

_____

_____

_____

_____

_____

2 Vergleichen Sie Ihre Ergebnisse mit Ihren Unterrichtsunterlagen und dem Fachbuch. Halten Sie die Unterschiede schriftlich fest.

_____

_____

_____

_____

_____

_____

Hier bietet es sich an, dass Sie dem Team weitere im Wohnbereich einsetzbare Orientierungshilfen vorstellen.

3 Wählen Sie eine Bewohnerin aus, die Schwierigkeiten beim Auffinden ihres Zimmers hat.
Bringen Sie durch biografisches Arbeiten in Erfahrung, welche Gegenstände für diese Bewohnerin von großer Bedeutung sein könnten.

4 Gestalten Sie mit Ihrem jetzigen Wissen eine Orientierungshilfe. Beziehen Sie die Bewohnerin in die Gestaltung so weit wie möglich mit ein und bringen Sie hinterher gemeinsam mit ihr die Orientierungshilfe an ihrer Zimmertür an.

5 Besprechen Sie im Team, wie Sie die Orientierungshilfe im täglichen Umgang mit der Bewohnerin einbeziehen, sodass sie eine wirkliche Hilfe zur Orientierung wird. Die entsprechenden Maßnahmen dokumentieren Sie in der Pflegeplanung.

Umgang mit Arzneimitteln

Sie applizieren Medikamente fachgerecht laut ärztlicher Anordnung unter Berücksichtigung der Indikationsstellung sowie der Wirkungsweise.

Sie wenden rechtliche, pharmazeutische und pflegerische Grundsätze während des Richtens und Verteilens von Medikamenten an.

1 Wählen Sie vier Bewohnerinnen aus der Wohngruppe und notieren Sie anhand der Dokumentationsmappe die Medikation in der Tabelle (→ S. 108).

2 Informieren Sie sich mithilfe des Fachbuchs, der Beipackzettel der Medikamente oder anderer Quellen (z. B. Rote Liste) über Wirkungsweise der Medikamente und vervollständigen Sie die Tabelle.

3 Ermitteln Sie in der Dokumentationsmappe die medizinischen Diagnosen der Bewohnerinnen, vergleichen Sie diese und markieren Sie die Übereinstimmungen in der Spalte Indikation.

4 Vervollständigen Sie die Tabelle und notieren Sie, was beim Verabreichen der unterschiedlichen Medikamente zu beachten ist und welche Nebenwirkungen für die Pflege relevant sind.
Werten Sie die Tabelle gemeinsam mit Ihrer Praxisanleiterin aus und ergänzen bzw. korrigieren Sie Ihre Ergebnisse.

5 Informieren Sie sich in Ihren Mitschriften, Unterrichtsmaterialien und im Fachbuch, was beim Richten, Verteilen und → Verabreichen von Medikamenten zu beachten ist. Halten Sie Ihre Ergebnisse schriftlich fest.

Handlungsschwerpunkt aus LF 1.5

Ziele/Kompetenzen

Aufgaben

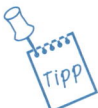

Verabreichen von Medikamenten → S. 216

Informieren Sie Ihre Praxisanleiterin in einem Kurzvortrag über die Ergebnisse aus Aufgabe 5. Richten Sie unter Anleitung die Medikamente für die vier Bewohnerinnen.

für Praxisanleiterinnen: Überprüfen Sie nach einiger Zeit, ob alle Grundsätze beim Richten und Verabreichen der Medikamente weiterhin beachtet worden sind.

Name des Medikaments	Wirkungsweise	Indikation	Beim Verabreichen zu beachten	Für die Pflege relevante Nebenwirkungen

Checkliste zum Umgang mit Arzneimitteln

Vorbereitung

_____

_____

_____

_____

Durchführung

_____

_____

_____

_____

Nachbereitung

_____

_____

_____

_____

Besonderheiten bei der Dokumentation

_____

_____

_____

Kommunikation

_____

_____

_____

Tipps, Tricks & Fallen

_____

_____

_____

Handlungsschwerpunkt aus LF 1.5

Pulskontrolle

Ziele/Kompetenzen

Sie ermitteln im Rahmen der Vitalzeichenkontrolle den Pulsschlag von Bewohnerinnen und ordnen Normabweichungen physiologischen oder pathophysiologischen Ursachen zu.

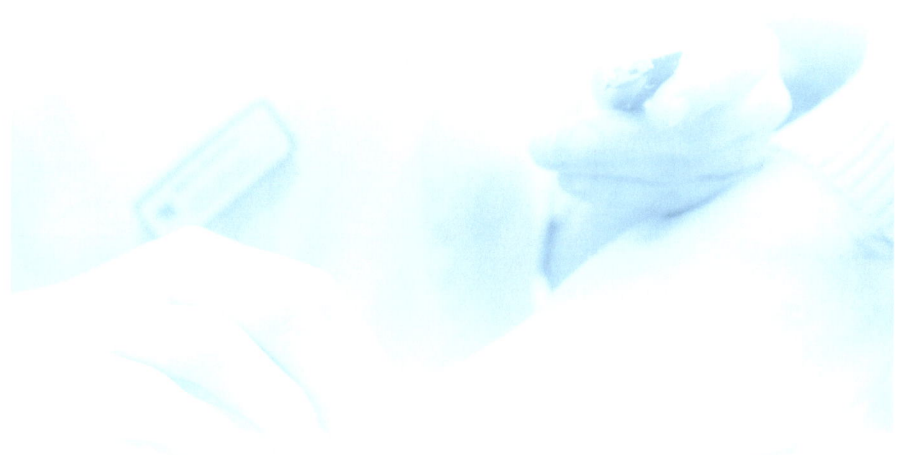

Aufgaben

Pulsmessung → S. 142, S. 498

1 Informieren Sie sich in Ihren Mitschriften, Unterrichtsmaterialien sowie im Fachbuch über den menschlichen Puls und die → Pulsmessung.

2 Üben Sie die Pulsmessung z. B. zu Beginn der Übergabe bei Ihren Kolleginnen. Messen Sie hierzu den Puls im Ruhezustand. Notieren Sie die Ausgangswerte. Messen Sie im Laufe der Dienstzeit den Puls der Kolleginnen nach körperlicher Anstrengung (Bewegung). Notieren Sie auch diese Werte und vergleichen Sie.

 Ermitteln Sie zusätzlich die Herzfrequenz mithilfe eines Stethoskops (Zentrale Puls-messung am Herzen).

3 Messen Sie während der folgenden Tage den Puls der Bewohnerinnen in Ihrem Wohnbereich. Dokumentieren Sie Pulsfrequenz und -rhythmus, eventuell auch Pulsqualität und -defizit.

4 Wählen Sie drei Bewohnerinnen aus, deren Puls pathophysiologische Abweichungen zeigt. Versuchen Sie den Grund für die Abweichungen herauszufinden. Nutzen Sie hierzu die Dokumentationsmappe, das Fachbuch oder Aussagen Ihrer Kolleginnen.

5 Finden Sie heraus, welche der in Ihrem Wohnbereich verabreichten Medikamente zu Veränderungen von Pulsfrequenz/Pulsqualität/Pulsrhythmus führen können. Nutzen Sie hierzu z. B. Ihre Aufzeichnungen aus dem Auftrag „Umgang mit Arzneimitteln" (→ S. 107).

6 Erstellen Sie im Anschluss eine Tabelle, aus der hervorgeht, welche Bewohnerinnen Medikamente bekommen, die zu Abweichungen des Pulses führen können.

Checkliste zur Pulskontrolle

Vorbereitung

Durchführung

Nachbereitung

Besonderheiten bei der Dokumentation

Kommunikation

Tipps, Tricks & Fallen

Checkliste zur Blutdruckkontrolle

Vorbereitung

_____

_____

_____

Durchführung

_____

_____

_____

Nachbereitung

_____

_____

_____

Besonderheiten bei der Dokumentation

_____

_____

Kommunikation

_____

_____

Tipps, Tricks & Fallen

_____

_____

Checkliste zur Pulskontrolle

Vorbereitung

_____

_____

_____

_____

Durchführung

_____

_____

_____

_____

Nachbereitung

_____

_____

_____

_____

Besonderheiten bei der Dokumentation

_____

_____

_____

Kommunikation

_____

_____

_____

Tipps, Tricks & Fallen

_____

_____

_____

Handlungsschwerpunkt aus LF 1.5

Ziele/Kompetenzen

Blutdruckkontrolle

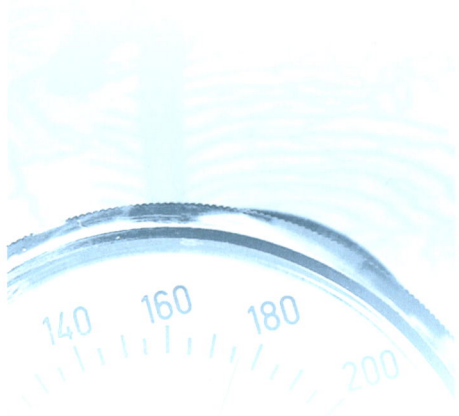

Sie ermitteln im Rahmen der Vitalzeichenkontrolle fachgerecht den Blutdruck von Bewohnerinnen und ordnen Normabweichungen physiologischen oder pathophysiologischen Ursachen zu.

Sie setzten blutdruckregulierende Medikamente laut ärztlicher Anordnung fachgerecht ein und informieren die Betroffenen situationsgerecht über Wirkungen und Nebenwirkungen.

Aufgaben

Blutdruck → S. 147

Blutdruckmessung → S. 148

WHO-Definitionen für Normotonie, Hypertonie und Hypotonie → S. 499

1 Informieren Sie sich in Ihren Mitschriften, Unterrichtsmaterialien und im Fachbuch über Aufgaben und Bedeutung des → Blutdrucks sowie die → Blutdruckmessung. Halten sie in Stichworten Ihre Ergebnisse sowie die → WHO-Definitionen für Normotonie, Hypertonie und Hypotonie fest.

_____

_____

_____

_____

_____

_____

_____

_____

2 Üben Sie an Ihrer Praxisanleiterin die standardisierte Blutdruckmessung nach Vorgabe der WHO.

3 Nun führen Sie bei allen Bewohnerinnen im Wohnbereich eine Blutdruckmessung durch. Dokumentieren Sie die Werte und Beobachtungen. Ordnen Sie auf Grundlage der WHO-Definitionen Abweichungen ein.

4 Überprüfen Sie bei vier Bewohnerinnen, bei denen Sie eine Abweichung vom physiologischen Normwert gemessen haben, nochmals den Blutdruck. Überwachen Sie den Blutdruck dieser Bewohnerinnen eine Woche lang und notieren die Werte der Kurve (→ S. 113). Beachten Sie die Bedingungen, die die Werte vergleichbar machen (z. B. Tageszeit oder Medikamenteneinnahme).

5 Notieren Sie eventuell angesetzte blutdruckregulierende Medikamente in der dafür vorgesehenen Spalte.

6 Stellen Sie Ihre Beobachtungen im Team vor.

Namenskürzel:	Datum										

Namenskürzel:	Datum										

Namenskürzel:	Datum										

Namenskürzel:	Datum										

mmHg
220
210
200
190
180
170
160
150
140
130
120
110
100
90
80
70
60
50
40

Blutdruck-
regulierende
Medikamente

Checkliste zur Blutdruckkontrolle

Vorbereitung

_____

_____

_____

_____

Durchführung

_____

_____

_____

_____

Nachbereitung

_____

_____

_____

_____

Besonderheiten bei der Dokumentation

_____

_____

_____

Kommunikation

_____

_____

_____

Tipps, Tricks & Fallen

_____

_____

_____

Injektionen – Subkutane Injektion

Sie führen Subkutaninjektionen fachgerecht laut ärztlicher Anordnung durch.

Handlungsschwerpunkt aus LF 1.5

Ziele/Kompetenzen

1 Informieren Sie sich in Ihren Mitschriften, Unterrichtsmaterialien und im Fachbuch über das Thema → subkutane Injektion.

2 Bereiten Sie die Materialien vor, die Sie für eine subcutane Injektion benötigen. Überprüfen Sie sie diese auf Vollständigkeit, Sterilität und Verfallsdatum der Verpackungen.
Notieren Sie hier, welche Materialien in welcher Anzahl Sie auf das Tablett richten.

Aufgaben

subkutane Injektion
→ Fachbuch 2

---

3 Markieren Sie die Körperpartien, die sich zur subkutanen Injektion eignen. Begründen Sie.

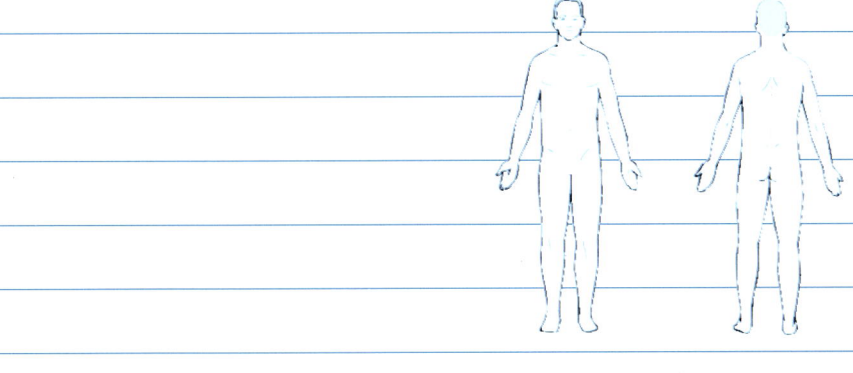

4 Bereiten Sie sich schriftlich in Stichworten auf die Anleitungssituation vor. Notieren Sie die Grundsätze, die Sie bei der Durchführung der Injektion beachten und begründen Sie, warum Sie was tun.

Schritte der Durchführung	Begründung (Warum tue ich was?)

5 Nachdem Sie die ersten vier Schritte selbstständig erarbeitet haben, folgt nun die Anleitungssituation mit Ihrer Praxisanleiterin.

Tipp für Praxisanleiterinnen: Überprüfen Sie den Kenntnisstand der Auszubildenden hinsichtlich der Wirkung und Nebenwirkungen des Medikaments.

Checkliste – Subkutane Injektion

Vorbereitung

_____

_____

_____

_____

Durchführung

_____

_____

_____

_____

Nachbereitung

_____

_____

_____

_____

Besonderheiten bei der Dokumentation

_____

_____

_____

Kommunikation

_____

_____

_____

Tipps, Tricks & Fallen

_____

_____

Handlungsschwerpunkt aus LF 1.5

Ziele/Kompetenzen

Injektionen – Intramuskuläre Injektion

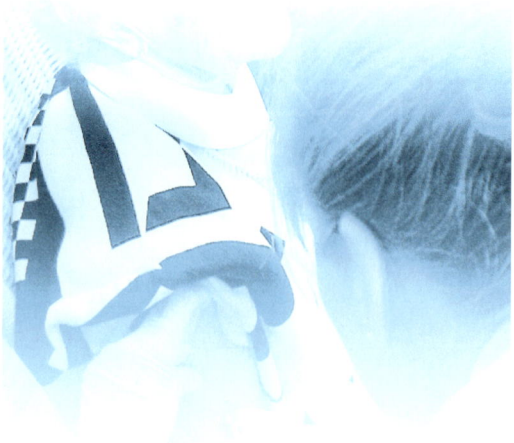

Sie führen intramuskuläre Injektionen fachgerecht laut ärztlicher Anordnung durch.

Aufgaben

intramuskuläre Injektion
→ Fachbuch 2

1 Informieren Sie sich in Ihren Mitschriften, Unterrichtsmaterialien und im Fachbuch über das Thema → intramuskuläre Injektion.

2 Bereiten Sie die Materialien vor, die Sie für eine intramuskuläre Injektion benötigen. Überprüfen Sie sie diese auf Vollständigkeit, Sterilität und Verfallsdatum der Verpackungen.
Notieren Sie hier, welche Materialien in welcher Anzahl Sie auf das Tablett richten.

_____

_____

_____

_____

_____

3 Markieren Sie die Körperpartien, die sich zur intramuskulären Injektion eignen. Begründen Sie.

_____

_____

_____

_____

_____

4 Informieren Sie sich in Ihren Mitschriften, Unterrichtsmaterialien und im Fachbuch über Techniken der intramuskulären Injektion. Vergleichen Sie diese mit Ihrem hausinternen Standard und halten Sie diese Durchführungstechnik stichwortartig fest. Diskutieren Sie mögliche Abweichungen mit Ihrer Praxisanleiterin.

5 Bereiten Sie sich schriftlich in Stichworten auf die Anleitungssituation vor. Notieren Sie die Grundsätze, die Sie bei der Durchführung der Injektion beachten und begründen Sie, warum Sie was tun.

Schritte der Durchführung	Begründung (Warum tue ich was?)

6 Nachdem Sie die ersten fünf Schritte selbstständig erarbeitet haben, folgt nun die Anleitungssituation mit Ihrer Praxisanleiterin.

Tipp: für Praxisanleiterinnen: Überprüfen Sie den Kenntnisstand der Auszubildenden hinsichtlich der Wirkung und Nebenwirkungen des applizierten Medikaments.

Checkliste – Intramuskuläre Injektion

Vorbereitung

_____

_____

_____

_____

Durchführung

_____

_____

_____

_____

Nachbereitung

_____

_____

_____

_____

Besonderheiten bei der Dokumentation

_____

_____

_____

Kommunikation

_____

_____

_____

Tipps, Tricks & Fallen

_____

_____

Enterale Ernährung über PEG und PEJ

Sie kennen die Grundsätze der enteralen Ernährung und setzen diese fachgerecht laut ärztlicher Anordnung um.

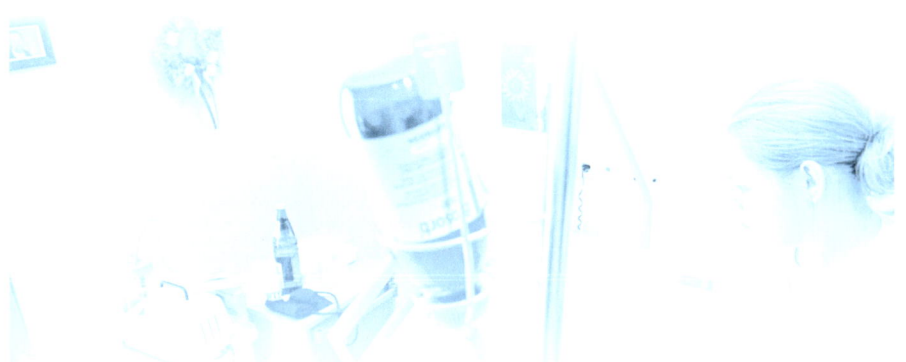

1 Informieren Sie sich in Ihren Mitschriften, Unterrichtsmaterialien, im Fachbuch sowie gegebenenfalls in den hausinternen Unterlagen über die unterschiedlichen Formen der → nährstoffdefinierten Formeldiäten (Sondenkost), sowie die Unterschiede zwischen → PEG und → PEJ.

2 Halten Sie schriftlich den täglichen Energiebedarf eines mobilen, eines immobilen und eines an Krebs erkrankten Pflegebedürftigen fest.

Aufgaben

nährstoffdefinierten Formeldiäten (Sondenkost)
→ Fachbuch 1, S. 270
→ Fachbuch 2

PEG
→ Fachbuch 2

PEJ
→ Fachbuch 2

_____

_____

_____

_____

_____

3 Wählen Sie vier Pflegebedürftige, die über eine PEG oder PEJ ernährt werden. Bestimmen Sie deren täglichen Energie- und Flüssigkeitsbedarf. Beachten Sie dabei den Flüssigkeitsanteil der Sondennahrung.

_____

_____

_____

_____

_____

_____

4 Überprüfen Sie, ob der von Ihnen berechnete Energie- und Flüssigkeitsbedarf der Pflegebedürftigen der tatsächlich zugeführten Energie- und Flüssigkeitsmenge entspricht.

Checkliste – Enterale Ernährung über PEG und PEJ

Vorbereitung

_____

_____

_____

_____

Durchführung

_____

_____

_____

_____

Nachbereitung

_____

_____

_____

_____

Besonderheiten bei der Dokumentation

_____

_____

_____

Kommunikation

_____

_____

_____

Tipps, Tricks & Fallen

_____

_____

_____

Infusionen – Richten und Legen einer subkutanen Infusion

Sie führen subkutane Infusionen fachgerecht laut ärztlicher Anordnung durch.

1 Informieren Sie sich in Ihren Mitschriften, Unterrichtsmaterialien und im Fachbuch über das Thema → subkutane Infusion.

2 Bereiten Sie die Materialien vor, die Sie für eine subkutane Infusion benötigen. Überprüfen Sie sie diese auf Vollständigkeit, Sterilität und Verfallsdatum der Verpackungen.
Notieren Sie hier, welche Materialien Sie in welcher Anzahl auf das Tablett richten.

Aufgaben

subkutane Infusion
→ Fachbuch 2

_____

_____

_____

_____

_____

_____

3 Markieren Sie die Körperpartien, die sich zur subkutanen Infusion eignen. Begründen Sie.

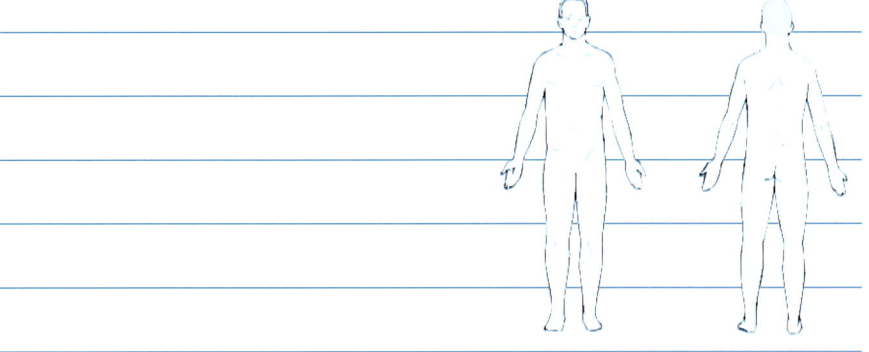

4 Bereiten Sie sich schriftlich in Stichworten auf die Anleitungssituation vor. Notieren Sie die Grundsätze, die Sie beim Richten und Legen der subkutanen Infusion beachten und begründen Sie, warum Sie was tun.

Schritte der Durchführung	Begründung (Warum tue ich was?)

5 Laut einer ärztlicher Anordnung soll eine Pflegebedürftige 500 ml Infusionslösung über 6 Stunden erhalten. Berechnen Sie die Tropfenzahl pro Minute. Halten Sie die zugrunde liegende Formel fest.

6 Nachdem Sie die ersten fünf Schritte selbstständig erarbeitet haben, folgt nun die Anleitungssituation mit Ihrer Praxisanleiterin.

für Praxisanleiterinnen: Bei angeordneter intravenöser Infusion bietet es sich an, die Auszubildende nach möglichen Komplikationen und der Pflege des venösen Zugangs zu befragen. Nach Anleitung kann die Auszubildende die Pflege und Überwachung des venösen Zugangs übernehmen.

Checkliste – Subkutane Infusion

Vorbereitung

_____

_____

_____

_____

Durchführung

_____

_____

_____

_____

Nachbereitung

_____

_____

_____

_____

Besonderheiten bei der Dokumentation

_____

_____

_____

Kommunikation

_____

_____

_____

Tipps, Tricks & Fallen

_____

_____

_____

**Handlungsschwerpunkt
aus LF 1.5**

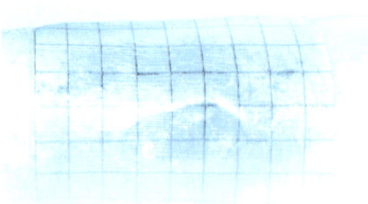

Wundmanagement – Phasengerechte Wundauflagen

Ziele/Kompetenzen

Sie setzen phasengerechte Wundauflagen fachgerecht laut ärztlicher Anordnung ein.

Aufgaben

Wundheilung → S. 475

1 Informieren Sie sich in Ihren Mitschriften, Unterrichtsmaterialien und im Fachbuch über die Phasen der → Wundheilung. Charakterisieren Sie in Stichworten die einzelnen Phasen.

_____

_____

_____

_____

_____

_____

_____

2 Beobachten Sie beim Verbandswechsel von vier Pflegebedürftigen die Wunden. Beschreiben Sie möglichst exakt Größe, Lokalisation und Phase der Wundheilung in folgender Tabelle.

Namenskürzel	Lokalisation der Wunde	Größe	Phase der Wundheilung

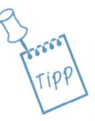

Besprechen Sie mit Ihrer Praxisanleiterin, dass Ihnen die Möglichkeit eingeräumt wird, beim Verbandswechsel möglichst aller Wunden im Wohnbereich dabei zu sein, um eine genaue Wundbeobachtung vorzunehmen.

3 Um die Wunde in ihrem Heilungsprozess optimal zu unterstützen, gibt es für jede Phase entsprechende Wundauflagen.
Informieren Sie sich darüber z. B. bei einer Wundmanagerin oder im Internet und sammeln Sie Ihre Ergebnisse in folgender Tabelle.

Phase der Wundheilung	Präparat	Wirkungsweise

4 Stellen Sie fest, welche Wundauflagen in Ihrem Wohnbereich zum Einsatz kommen. Beachten Sie die Herstellerhinweise zum jeweiligen Gebrauch. Halten Sie Ihre Ergebnisse schriftlich fest.

5 Tragen Sie zusammen, welche Faktoren die Wundheilung beeinflussen. Tauschen Sie sich über Ihre Ergebnisse mit der Praxisanleiterin aus und halten Sie das Wichtigste in Stichpunkten fest.

6 Halten Sie Ihrem Team einen Kurzvortrag über die Phasen der Wundheilung und die jeweils passenden Wundauflagen.

**Handlungsschwerpunkt
aus LF 1.5**

Wundmanagement – Aseptischer Verbandswechsel

Ziele/Kompetenzen

Sie führen einen aseptischen Verbandswechsel fachgerecht laut ärztlicher Anordnung durch.

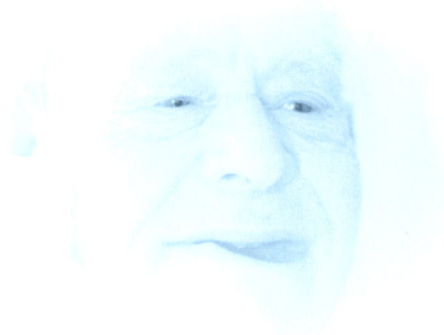

Aufgaben

aseptischer Wunden
→ Fachbuch 2

aseptischer Verbandswechsel
→ Fachbuch 2

1 Informieren Sie sich in Ihren Mitschriften, Unterrichtsmaterialien und im Fachbuch über → aseptische Wunden und → aseptische Verbandswechsel. Halten Sie die Definition für aseptische Wunden schriftlich fest.

_____

_____

_____

_____

2 Informieren Sie sich darüber, bei welchen Pflegebedürftigen welche Verbände unter aseptischen Gesichtspunkten durchgeführt werden.

3 Skizzieren Sie, wie Sie Ihren Arbeitsplatz beim aseptischen Verbandswechsel einrichten. Berücksichtigen Sie dabei die Lokalisation von sterilem und unsterilem Material.

4 Halten Sie in Stichworten fest, was und warum es beim aseptischen Verbandswechsel grundsätzlich zu beachten gibt.

Schritte der Durchführung	Begründung (Warum tue ich was?)

5 Nachdem Sie die ersten vier Schritte selbstständig erarbeitet haben, folgt nun die Anleitungssituation mit Ihrer Praxisanleiterin.

Diskutieren Sie mit Ihrer Praxisanleiterin den hausinternen Standard zum aseptischen Verbandswechsel.

Checkliste – Aseptischer Verbandswechsel

Vorbereitung

_____

_____

_____

_____

Durchführung

_____

_____

_____

_____

Nachbereitung

_____

_____

_____

_____

Besonderheiten bei der Dokumentation

_____

_____

_____

Kommunikation

_____

_____

_____

Tipps, Tricks & Fallen

_____

_____

Wundmanagement – Septischer Verbandswechsel

Sie führen einen septischen Verbandswechsel fachgerecht laut ärztlicher Anordnung durch.

1 Informieren Sie sich in Ihren Mitschriften, Unterrichtsmaterialien und im Fachbuch über → septische Wunden und → septischen Verbandswechsel. Halten Sie die Definition für septische Wunden schriftlich fest.

_____

_____

_____

2 Stellen Sie durch Wundbeobachtung fest, ob Pflegebedürftige septische Wunden haben.

3 Halten Sie mögliche Ursachen der Infektion schriftlich fest.

_____

_____

_____

4 Beschreiben Sie in Stichworten, welche begleitenden Maßnahmen für die Wundheilung bei folgenden Wunden unerlässlich sind.

Ulcus cruris venosum

_____

_____

_____

Diabetisches Gangrän

_____

_____

_____

Dekubitalulzera

_____

_____

_____

Handlungsschwerpunkt aus LF 1.5

Ziele/Kompetenzen

Bearbeiten Sie diesen Auftrag im Anschluss an den Auftrag „Wundmanagement – Aseptischer Verbandswechsel"

Aufgaben

septische Wunden
→ Fachbuch 2

septischer Verbandswechsel
→ Fachbuch 2

5 Skizzieren Sie, wie Sie Ihren Arbeitsplatz beim septischen Verbandswechsel einrichten. Berücksichtigen Sie dabei die Lokalisation von sterilem und unsterilem Material.

6 Halten Sie in Stichworten fest, was und warum es beim septischen Verbandswechsel grundsätzlich zu beachten gibt.

Schritte der Durchführung	Begründung (Warum tue ich was?)

7 Nachdem Sie die ersten sechs Schritte selbstständig erarbeitet haben, folgt nun die Anleitungssituation mit Ihrer Praxisanleiterin.

TIPP *Halten Sie im Team einen Kurzvortrag über die Ergebnisse von Aufgabe 4.*

Checkliste – Septischer Verbandswechsel

Vorbereitung

_____

_____

_____

_____

Durchführung

_____

_____

_____

_____

Nachbereitung

_____

_____

_____

_____

Besonderheiten bei der Dokumentation

_____

_____

_____

Kommunikation

_____

_____

_____

Tipps, Tricks & Fallen

_____

_____

Handlungsschwerpunkt aus LF 1.5

Ziele/Kompetenzen

Blasenkatheterismus

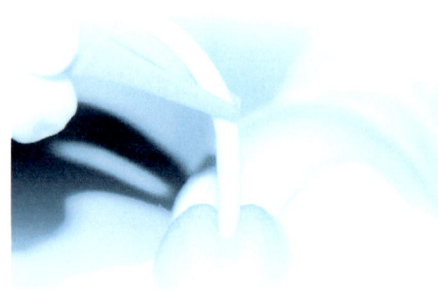

Sie legen einen Blasenverweilkatheter fachgerecht laut ärztlicher Anordnung und führen Maßnahmen der Katheterpflege selbstständig durch.

Aufgaben

Blasenverweilkatheter
→ Fachbuch 2

1 Stellen Sie fest, welche Pflegebedürftigen in Ihrem Wohnbereich einen Blasenverweilkatheter haben.

2 Informieren Sie sich in Ihren Mitschriften, Unterrichtsmaterialien und im Fachbuch über Indikation, Wechsel und Pflege des → Blasenverweilkatheters. Halten Sie Ihre Ergebnisse schriftlich fest.

_____

_____

_____

_____

_____

_____

_____

3 Bereiten Sie die Materialien vor, die Sie für eine Katheterisierung der Harnblase benötigen. Überprüfen Sie sie diese auf Vollständigkeit, Sterilität und Verfallsdatum der Verpackungen.
Notieren Sie hier, welche Materialien in welcher Anzahl Sie auf das Tablett richten.

_____

_____

_____

_____

_____

4 Bereiten Sie sich schriftlich in Stichworten auf die Anleitungssituation vor.
Notieren Sie die Grundsätze, die Sie beim Katheterisieren der Harnblase
beachten und begründen Sie, warum Sie was tun.

Schritte der Durchführung	Begründung (Warum tue ich was?)

5 Nachdem Sie die ersten vier Schritte selbstständig erarbeitet haben, folgt nun
die Anleitungssituation mit Ihrer Praxisanleiterin.

*Übernehmen Sie bei der von Ihnen katheterisierten Pflegebedürftigen die Beobach-
tung des Urins und die Zystitisprophylaxe.*

Checkliste – Blasenkatheterismus

Vorbereitung

_____

_____

_____

_____

Durchführung

_____

_____

_____

_____

Nachbereitung

_____

_____

_____

_____

Besonderheiten bei der Dokumentation

_____

_____

_____

Kommunikation

_____

_____

_____

Tipps, Tricks & Fallen

_____

_____

_____

Stomapflege

Sie führen pflegerische Maßnahmen zur Versorgung eines Stomas selbstständig und fachgerecht durch.

1 Informieren Sie sich in Ihren Mitschriften, Unterrichtsmaterialien und im Fachbuch über unterschiedliche Formen von → Stomaanlage, sowie die damit verbundenen Unterschiede in der Stuhlkonsistenz. Halten Sie Ihre Ergebnisse schriftlich fest.

_____

_____

_____

2 Stellen Sie fest, ob es in Ihrer Einrichtung Stomaträgerinnen gibt. Ermitteln Sie, welche Art der Stomaanlage die betroffenen Pflegebedürftigen haben und überprüfen Sie, ob Ihre oben ermittelten Rückschlüsse auf die Stuhlkonsistenz zutreffen.

> **Hinweis** Nehmen Sie auf Schamgrenzen der Pflegebedürftigen Rücksicht.

3 Bereiten Sie sich schriftlich in Stichworten auf die Anleitungssituation vor. Notieren Sie die Grundsätze, die Sie bei der Stomaversorgung beachten und begründen Sie, warum Sie was tun.

Schritte der Durchführung	Begründung (Warum tue ich was?)

4 Nachdem Sie die ersten drei Schritte selbstständig erarbeitet haben, folgt nun die Anleitungssituation mit Ihrer Praxisanleiterin.

Handlungsschwerpunkt aus LF 1.5

Ziele/Kompetenzen

Aufgaben

Stomaanlage
→ Fachbuch 1, S. 525
→ Fachbuch 2

Checkliste – Stomapflege

Vorbereitung

_____

_____

_____

_____

Durchführung

_____

_____

_____

_____

Nachbereitung

_____

_____

_____

_____

Besonderheiten bei der Dokumentation

_____

_____

_____

Kommunikation

_____

_____

_____

Tipps, Tricks & Fallen

_____

_____

Tracheostoma

Sie führen Maßnahmen zur Tracheostoma- und Kanülenpflege selbstständig und fachgerecht durch.

1 Informieren Sie sich in Ihren Mitschriften, Unterrichtsmaterialien und im Fachbuch über Indikationen und Anlageformen eines → Tracheostomas, sowie über verschiedene Typen von → Trachealkanülen. Halten Sie Vor- und Nachteile für Pflegebedürftige schriftlich fest.

_____

_____

_____

_____

_____

_____

_____

_____

2 Bereiten Sie die Materialien vor, die Sie für einen Kanülenwechsel und die Reinigung der Kanüle benötigen. Überprüfen Sie sie diese auf Vollständigkeit, Sterilität und Verfallsdatum der Verpackungen.
Halten Sie schriftlich fest, welche Materialien in welcher Anzahl Sie auf das Tablett richten.

_____

_____

_____

_____

_____

_____

_____

_____

Aufgaben

Tracheostoma
→ Fachbuch 2

Trachealkanüle
→ Fachbuch 2

3 Bereiten Sie sich schriftlich in Stichworten auf die Anleitungssituation vor. Notieren Sie die Grundsätze, die Sie beim Kanülenwechsel und beim Reinigen der Kanüle beachten und begründen Sie, warum Sie was tun.

Schritte der Durchführung	Begründung (Warum tue ich was?)

4 Nachdem Sie die ersten drei Schritte selbstständig erarbeitet haben, folgt nun die Anleitungssituation mit Ihrer Praxisanleiterin.

Tipp *für Praxisanleiterinnen: Nachdem die Auszubildende mehrfach angeleitet wurde, kann sie nun die Tracheostomapflege über einen längeren Zeitraum selbstständig übernehmen.*

Checkliste – Tracheostoma

Vorbereitung

_____

_____

_____

_____

Durchführung

_____

_____

_____

_____

Nachbereitung

_____

_____

_____

_____

Besonderheiten bei der Dokumentation

_____

_____

_____

Kommunikation

_____

_____

_____

Tipps, Tricks & Fallen

_____

_____

Endotracheales Absaugen

Ziele/Kompetenzen

Sie führen das endotracheale Absaugen fachgerecht und selbstständig durch.

Aufgaben

endotracheales Absaugen
→ Fachbuch 2

1 Nennen Sie die verschiedenen Möglichkeiten des Absaugens.

_____

_____

_____

_____

_____

2 Halten Sie die Indikationen für das endotracheale Absaugen schriftlich fest.

_____

_____

_____

_____

_____

3 Beschreiben Sie in Stichworten mögliche Komplikationen während des endotrachealen Absaugens sowie mögliche Folgen und Langzeitschäden. Diskutieren Sie mit Ihrer Praxisanleiterin Präventionsmaßnahmen.

_____

_____

_____

_____

_____

4 Bereiten Sie die Materialien vor, die Sie zum Absaugen benötigen. Überprüfen Sie sie diese auf Vollständigkeit, Sterilität und Verfallsdatum. Halten Sie schriftlich fest, welche Materialien in welcher Anzahl Sie auf das Tablett richten.

_____

_____

_____

_____

_____

5 Bereiten Sie sich schriftlich in Stichworten auf die Anleitungssituation vor. Notieren Sie die Grundsätze, die Sie beim endotrachealen Absaugen beachten und begründen Sie, warum Sie was tun.

Schritte der Durchführung	Begründung (Warum tue ich was?)

6 Nachdem Sie die ersten fünf Schritte selbstständig erarbeitet haben, folgt nun die Anleitungssituation mit Ihrer Praxisanleiterin.

Tipp _für Praxisanleiterinnen: Weisen Sie die Auszubildende in den Umgang mit dem Absauggerät ein._

Checkliste – Endotracheales Absaugen

Vorbereitung

_____

_____

_____

_____

Durchführung

_____

_____

_____

_____

Nachbereitung

_____

_____

_____

_____

Besonderheiten bei der Dokumentation

_____

_____

_____

Kommunikation

_____

_____

_____

Tipps, Tricks & Fallen

_____

_____

_____

Sauerstoffzufuhr

Sie verabreichen Sauerstoff fachgerecht laut ärztlicher Anordnung.

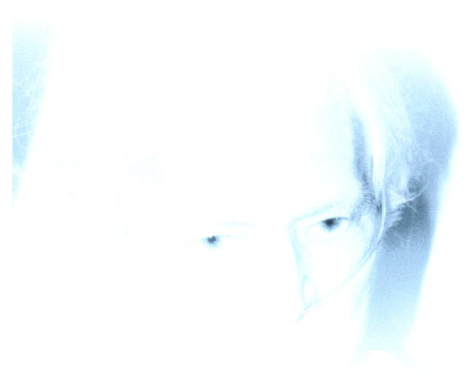

1 Informieren Sie sich in Ihren Mitschriften, Unterrichtsmaterialien und im Fachbuch über Indikationen und Kontraindikationen der → Sauerstoffgabe. Halten Sie Ihre Ergebnisse schriftlich fest.

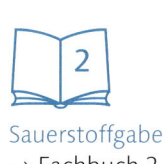

Sauerstoffgabe
→ Fachbuch 2

_____

_____

_____

_____

_____

_____

_____

2 Notieren Sie, was im Umgang mit dem Sauerstoffgerät in Ihrer Einrichtung beachtet werden muss.

_____

_____

_____

_____

_____

_____

_____

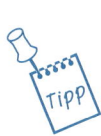

für Praxisanleiterinnen: Weisen Sie die Auszubildende in den Umgang mit der Sauerstoffflasche/Sauerstoffgerät ein.

145

3 Bereiten Sie die Materialien vor, die Sie zur Sauerstoffgabe benötigen. Überprüfen Sie sie diese auf Vollständigkeit, Sterilität und Verfallsdatum. Notieren Sie hier, welche Materialien Sie auf das Tablett richten.

_____

_____

_____

_____

_____

4 Bereiten Sie sich schriftlich in Stichworten auf die Vorgehensweise vor. Notieren Sie die Grundsätze, die Sie bei der Sauerstoffgabe beachten und begründen Sie, warum Sie was tun.

Schritte der Durchführung	Begründung (Warum tue ich was?)

5 Nachdem Sie die ersten vier Schritte selbstständig erarbeitet haben, folgt nun die Anleitungssituation mit Ihrer Praxisanleiterin.

Tipp Berechnen Sie, wie lange der Inhalt der Sauerstoffflasche bei der angeordneten Sauerstoffzufuhr noch ausreicht.

Tipp Übernehmen Sie nach Möglichkeit und Absprache mit Ihrer Praxisanleiterin die Überwachung und Pflege einer Pflegebedürftigen, der Sauerstoff zugeführt wird.

Checkliste – Sauerstoffzufuhr

Vorbereitung

_____

_____

_____

_____

Durchführung

_____

_____

_____

_____

Nachbereitung

_____

_____

_____

_____

Besonderheiten bei der Dokumentation

_____

_____

_____

Kommunikation

_____

_____

_____

Tipps, Tricks & Fallen

_____

_____

_____

Handlungsschwerpunkt aus LF 1.5

| | **Inhalationen** |

Ziele/Kompetenzen

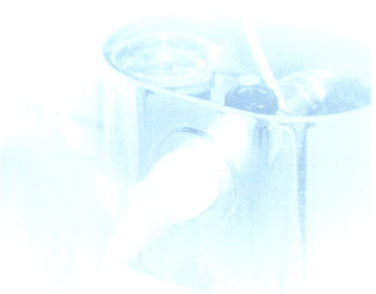

Sie setzen Inhalationen und dazugehörige Geräte fachgerecht und laut ärztlicher Anordnung ein.

Aufgaben

1 Stellen Sie fest, welche Inhalationsgeräte in Ihrer Einrichtung zum Einsatz kommen. Halten Sie Ihre Ergebnisse schriftlich fest.

_____

_____

_____

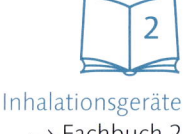

Inhalationsgeräte
→ Fachbuch 2

2 Informieren Sie sich in Ihren Mitschriften, Unterrichtsmaterialien und im Fachbuch über die unterschiedlichen Typen von → Inhalationsgeräten. Falls bei den oben beschriebenen Geräten Bedienungsanleitungen vorhanden sind, nutzen Sie diese als weitere Informationsquelle.

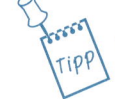 *für Praxisanleiterinnen: Weisen Sie die Auszubildende in die Bedienung der in der Einrichtung vorhandenen Inhalationsgeräte ein.*

3 Stellen Sie fest, welche Indikationen bei Bewohnerinnen zur Verschreibung von Inhalationen geführt haben. Halten Sie Ihre Ergebnisse und die genauen Anordnungen schriftlich fest.

_____

_____

Atemwegserkrankungen
→ S. 533

4 Wählen Sie eine Pflegebedürftige mit einer Atemwegserkrankung aus. Informieren Sie sich im Fachbuch über diese → Atemwegserkrankung und daraus abzuleitende Pflegemaßnahmen.
Vergleichen Sie, welche der im Fachbuch aufgeführten Pflegemaßnahmen bei dieser Pflegebedürftigen bereits geplant sind. Halten Sie gegebenenfalls Pflegemaßnahmen schriftlich fest, die Ihrer Meinung nach die Atmung der Pflegebedürftigen erleichtern würden, die bislang jedoch noch nicht durchgeführt wurden.

_____

_____

_____

_____

5 Stellen Sie Ihre Vorschläge im Team zur Diskussion. Ergänzen Sie gegebenenfalls die Pflegeplanung.

Checkliste – Inhalationen

Vorbereitung

_____

_____

_____

_____

Durchführung

_____

_____

_____

_____

Nachbereitung

_____

_____

_____

_____

Besonderheiten bei der Dokumentation

_____

_____

_____

Kommunikation

_____

_____

_____

Tipps, Tricks & Fallen

_____

_____

_____

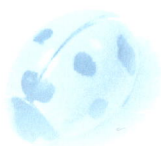

Handlungsschwerpunkt aus LF 2.3

Gestaltung der Wohnumwelt

Ziele/Kompetenzen

Sie wägen bei der Wohnumweltgestaltung das Einsetzen wahrnehmungsfördernder Reize und individuelle Wünsche von Pflegebedürftigen ab und setzen die Ergebnisse um.

Aufgaben

1/2

Wahrnehmungsförderung
→ Fachbuch 1, S. 370
→ Fachbuch 2

1 Informieren Sie sich in Ihren Mitschriften, Unterrichtsmaterialien und im Fachbuch, welche Folgen eine reizarme Umgebung für Pflegebedürftige haben kann.

2 Beobachten Sie in Ihrem Wohnbereich, welche visuellen, akustischen, taktilen und olfaktorischen Anregungen für Pflegebedürftige wahrnehmbar sind. Tragen Sie Ihre Ergebnisse in die Tabelle ein.

	Visuell	**Akustisch**	**Taktil**	**Olfaktorisch**
Flur				
Speisesaal				
Zimmer von Bewohnerin A				
Zimmer von Bewohnerin B				
Sonstiges				

1

Wahrnehmungsförderung
→ S. 125

3 Werten Sie Ihre Ergebnisse aus. Diskutieren Sie mit Ihrer Praxisanleiterin, welche Anregungen Sie als positiv und welche als nicht ausreichend empfunden haben.

4 Befragen Sie die Bewohnerinnen Ihres Wohnbereichs, was sie sich bezüglich der Dekoration oder weiterer Gestaltungselemente in den Fluren oder des Speisesaals wünschen würden.
Halten Sie diese Ideen schriftlich fest.

_____

_____

_____

_____

_____

5 Erfassen Sie, ob die Bewohnerinnen mit der momentanen Gestaltung zufrieden sind. Halten Sie weiterführende Wünsche und Ideen der Bewohnerinnen schriftlich fest.

_____

_____

_____

_____

_____

6 Diskutieren Sie mit Ihrer Praxisanleiterin Ihre Ideen zur Veränderung des Wohnumfelds sowie die Frage, ob sich Ihre Vorstellungen mit dem Theoriewissen aus dem Unterricht und den Wünschen der Bewohnerinnen decken.

7 Stellen Sie Ihre Ergebnisse im Team in einem Kurzvortrag während der Übergabe vor.
Diskutieren Sie gemeinsam realistische Veränderungsmaßnahmen.

**Handlungsschwerpunkt
aus LF 2.3**

	Gestaltung der Wohnumwelt eines immobilen Pflegebedürftigen

Ziele/Kompetenzen

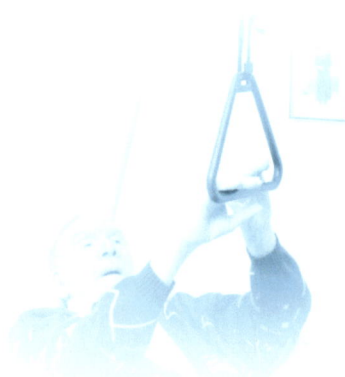

Sie gestalten die Wohnumwelt einer immobilen Pflegebedürftigen unter Berücksichtigung der Förderung von Sinneswahrnehmung.

Aufgaben

1 Entspannen Sie sich nach dem Dienst in Rückenlage in Ihrem Bett. Halten Sie schriftlich fest, was Sie in dieser Position wahrnehmen und welcher Ihrer Sinne angeregt wird, ohne dass Sie sich bewegen.

_____

_____

_____

_____

2 Versuchen Sie die Blickwinkel von maximal vier immobilen Pflegebedürftigen in deren Zimmer einzunehmen. Stellen Sie fest, welche visuellen Reize sich den Pflegebedürftigen in unterschiedlichen Liegepositionen im Laufe eines Tages bieten.

3 Reflektieren Sie folgende Frage und halten Sie Ihre mögliche Antwort schriftlich fest: Bietet sich den Pflegebedürftigen eine „reizvolle" Umgebung?

Ja, weil _____

_____

Nein, weil _____

_____

4 Falls Sie den Blickwinkel einer immobilen Pflegebedürftigen als reizarm empfinden, führen Sie mit ihren Angehörigen beim nächsten Besuch ein Beratungsgespräch im Hinblick auf eine wahrnehmungsfördernde Gestaltung des Zimmers. Bereiten Sie sich mithilfe Ihrer Mitschriften, Unterrichtsmaterialien und dem Fachbuch auf die Durchführung eines → Beratungsgesprächs vor.

5 Informieren Sie ihr Team über den Verlauf des Gesprächs und dokumentieren Sie dieses.

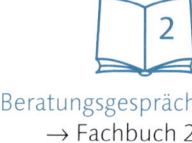

Beratungsgespräch
→ Fachbuch 2

Führen Sie eine Bastelrunde für interessierte Bewohnerinnen durch. Gestalten Sie biografieorientierte Mobiles, sowohl für die Teilnehmerinnen als auch für die immobilen Bewohnerinnen.

Kulturelles Leben

Sie planen ein jahreszeitlich orientiertes Beschäftigungsangebot und führen dieses selbstständig durch.

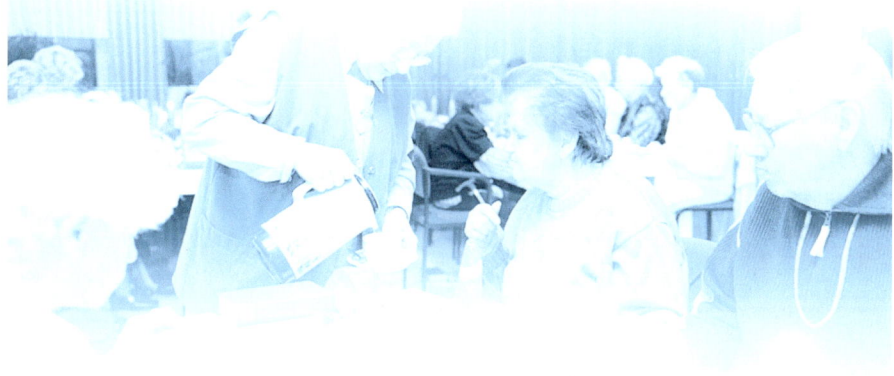

1 Schauen Sie auf einem Kalender nach, welche besonderen Tage im Jahresablauf (Feiertage, Frühlingsanfang etc.) im kommenden Monat aufgeführt sind.

Aufgaben

2 Wählen Sie einen Tag aus. Sammeln Sie Informationen und Materialien zu diesem Tag.
Nutzen Sie als Informationsquellen das Internet, Bücher und die Ergotherapeuten Ihrer Einrichtung.

3 Strukturieren Sie das Material entsprechend dem Beispiel auf dem Arbeitsblatt zur Kurzaktivierung (→ S. 154/155).

4 Überlegen Sie mithilfe des gesammelten Materials, wie Sie damit eine Kurzaktivierungsrunde gestalten und durchführen können.
Dokumentieren Sie die detaillierte Durchführung, sodass jede Ihrer Kolleginnen auf diese Ausarbeitung zurückgreifen und sie ohne große Vorbereitung durchführen kann.

Es bietet sich an, die Kurzaktivierung vor dem Mittagessen durchzuführen, wenn die Bewohnerinnen im Speisesaal sitzen.

5 Legen Sie einen Ordner an, der im Wohnbereich bleibt, in dem das Arbeitsblatt und die vollständigen Materialien aufbewahrt werden.

Führen Sie diese Aufgabe mehrfach während der Ausbildungszeit durch, damit im Laufe der Zeit ein kompletter Ordner entsteht und somit die Bewohnerinnen möglichst häufig in den Genuss der Kurzaktivierung kommen.

Sehkim: Kimspiele sind Sinnesspiele, die die Sensibilität fördern und neue Sinneseindrücke vermitteln

Kurzaktivierungsanleitung im Jahreszeitenlauf – Beispiel Frühlingsanfang	
Monat:	März
Tag:	21. März
Materialien	
Sprichwörter/Bauernweisheiten:	Wenn sich heiter zeigt das Herz, freut sich auch des Landmanns Herz.
Gedichte:	„Er ist's" Eduard Mörike „Frühlingsglaube" Ludwig Uhland „Wenn's Frühling wird" Rainer Maria Rilke
Lieder:	Im Märzen der Bauer …
→ Sehkim:	Bilder erster Blumen
Gesprächsimpuls:	Frühlingsputz Bestellung der Felder
Durchführung	
Einstieg:	Gedicht „Frühlingsglaube"
Hauptteil:	Sehkim mit ersten Blumen. Gesprächsimpulse, Fragen
Beispiel für Fragen:	Welche dieser Blumen haben im Frühling als Erstes geblüht? Welche dieser Blumen hatten sie in ihrem Garten? Haben noch andere Blumen bei Ihnen im Garten im Frühling geblüht? Welche Farbe ist in der Natur im Frühjahr vorherrschend? Was haben die Bauern im Frühjahr zu tun? Kennen Sie ein Lied, das sich mit der Arbeit der Bauern im Frühjahr beschäftigt?
Ausstieg:	Gemeinsames Singen „Im Märzen der Bauer"

Kurzaktivierungsanleitung im Jahreszeitenlauf	
Monat:	
Tag:	
Materialien	
Sprichwörter/Bauernweisheiten:	
Gedichte:	
Lieder:	
Kimspiele:	
Gesprächsimpuls:	
Durchführung	
Einstieg:	
Hauptteil:	
Ausstieg:	

Handlungsschwerpunkt aus LF 2.3

Ziele/Kompetenzen

Musik erleben und gestalten

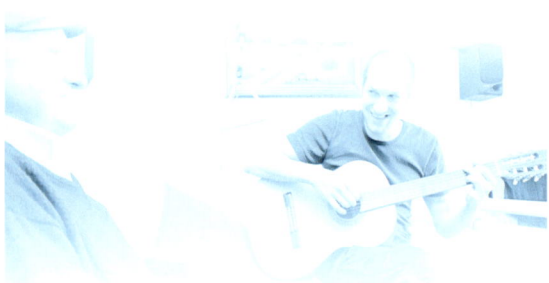

Sie planen eine bewohnerorientierte Aktivierungsrunde zum Thema Musik, führen diese selbstständig durch und evaluieren die Maßnahme.

Aufgaben

1 Reflektieren Sie schriftlich, welche Bedeutung Musik in Ihrem Leben hat.

_____

_____

_____

_____

2 Interviewen Sie vier Bewohnerinnen des Wohnbereichs zum Thema „Musik in Ihrem Leben".
Halten Sie stichwortartig die Informationen fest, die Sie von den Bewohnerinnen erhalten.

_____

_____

_____

_____

_____

_____

_____

_____

3 Gestalten Sie eine Aktivierungsrunde zum Thema „Musik", in der sich möglichst jede einzelne der vier Bewohnerinnen mit ihrer musikalischen Vorliebe wieder findet.
Formulieren Sie für jede Bewohnerin ein individuelles Ziel, das Sie mit der Gestaltungsrunde erreichen möchten. Beziehen Sie sich bei der Planung auf Hinweise in Ihren Mitschriften, Unterrichtsmaterialien und dem Fachbuch.

4 Überprüfen Sie im Anschluss an die gemeinsame musikalische Runde, ob Sie die formulierten Ziele erreicht haben.

Wenn Sie gerne singen und/oder ein Instrument spielen, nutzen Sie dies, um mit den Bewohnerinnen gemeinsam zu musizieren.

Checkliste – Musik erleben und gestalten

Vorbereitung

_____

_____

_____

_____

Durchführung

_____

_____

_____

_____

Nachbereitung

_____

_____

_____

_____

Besonderheiten bei der Dokumentation

_____

_____

_____

Kommunikation

_____

_____

_____

Tipps, Tricks & Fallen

_____

_____

_____

Handlungsschwerpunkt aus LF 2.3

Bewegung und Tanz

Ziele/Kompetenzen

Sie planen eine bewohnerorientierte Aktivierungsrunde zum Thema „Bewegung und Tanz", führen diese selbstständig durch und evaluieren die Maßnahme.

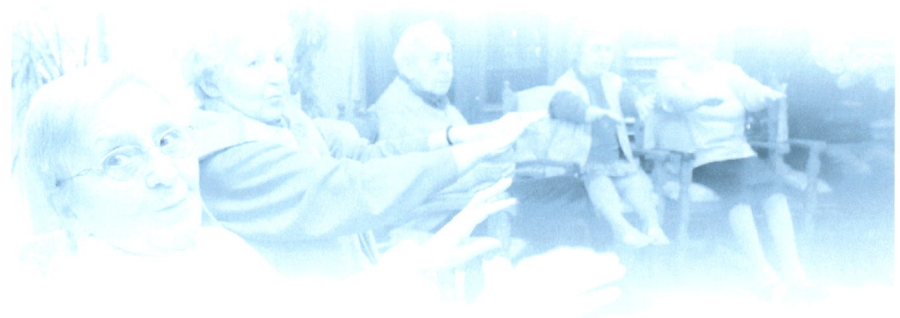

Aufgaben

2

Bewegung und Tanz
→ Fachbuch 2

1 Informieren Sie sich in Ihren Mitschriften, Unterrichtsmaterialien, wie Sie alte Menschen durch → Bewegung und Tanz aktivieren können.

2 Wählen Sie sechs bewegungsfreudige Bewohnerinnen aus, für die Sie die Aktivierungsrunde mit dem Schwerpunkt Bewegung und Tanz unter einem bestimmten Motto planen.

 *Hier bietet sich der punktuelle Einsatz von geeigneten Handgeräten, beispielsweise Bällen, Doppelklöppeln oder Kirschkernsäckchen an.*

3 Führen Sie die Aktivierungsrunde durch und reflektieren Sie anschließend schriftlich, was Ihnen gelungen ist und was Sie das nächste Mal anders machen würden.

_____

_____

_____

_____

_____

_____

_____

_____

_____

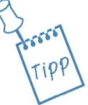 *für Praxisanleiterinnen: Seien Sie während der Runde anwesend und geben Sie der Auszubildenden nach ihrer Selbstreflexion ein Feedback.*

Checkliste – Bewegung und Tanz

Vorbereitung

_____

_____

_____

_____

Durchführung

_____

_____

_____

_____

Nachbereitung

_____

_____

_____

_____

Besonderheiten bei der Dokumentation

_____

_____

_____

Kommunikation

_____

_____

_____

Tipps, Tricks & Fallen

_____

_____

_____

Verlauf der Kompetenzentwicklung – Instrument zur Beurteilung

	Biografiearbeit	Pflegeplanung	Händehygiene	Persönliche Hygiene	Desinfektion und Sanitation	Allgemeine Mundpflege	Spezielle Mundpflege	Körperpflege – Wahrung der Intimsphäre	Körperpflege – Ressourcenorientierung	Körperpflege – Beobachtung
Unterschrift										
Datum										
Methoden-Kompetenz										
Personelle Kompetenz										
Soziale Kompetenz										
Fach-kompetenz										
Unterschrift										
Datum										
Methoden-Kompetenz										
Personelle Kompetenz										
Soziale Kompetenz										
Fach-kompetenz										
Unterschrift										
Datum										
Methoden-Kompetenz										
Personelle Kompetenz										
Soziale Kompetenz										
Fach-kompetenz										
Seitenzahl	7	9	11	13	14	15	17	19	20	21

Legende
++ sehr gut
+ gut
+– befriedigend
– ausreichend
–– mangelhaft

Verlauf der Kompetenzentwicklung – Instrument zur Beurteilung

	Unterstützung beim Kleiden	Essgewohnheiten	Leibgericht	Erfassen des Ernährungszustands	Hilfsmittel zur Unterstützung der Nahrungsaufnahme	Flüssigkeitszufuhr	Nahrung anreichen	Beobachtung der Atmung	Pneumonieprophylaxe	Beobachtung der Bewegung 1	Beobachtung der Bewegung 2
Unterschrift											
Datum											
Methoden-Kompetenz											
Personelle Kompetenz											
Soziale Kompetenz											
Fach-kompetenz											
Unterschrift											
Datum											
Methoden-Kompetenz											
Personelle Kompetenz											
Soziale Kompetenz											
Fach-kompetenz											
Unterschrift											
Datum											
Methoden-Kompetenz											
Personelle Kompetenz											
Soziale Kompetenz											
Fach-kompetenz											
Seitenzahl	24	25	26	27	28	29	31	33	34	36	37

Verlauf der Kompetenzentwicklung – Instrument zur Beurteilung

	Beobachtung der Feinmotorik	Kinästhetik	Rückenschonendes Arbeiten	Kontrakturenprophylaxe 1	Kontrakturenprophylaxe 2	Thrombo-Embolie-Prophylaxe 1	Thrombo-Embolie-Prophylaxe 2	Dekubitusprophylaxe – Expertenstandart	Dekubitusprophylaxe – Mikrolagerung	Dekubitusprophylaxe – Ernährung	Dekubitusprophylaxe – Lagerungshilfsmittel/-arten
Unterschrift											
Datum											
Methoden-Kompetenz											
Personelle Kompetenz											
Soziale Kompetenz											
Fach-kompetenz											
Unterschrift											
Datum											
Methoden-Kompetenz											
Personelle Kompetenz											
Soziale Kompetenz											
Fach-kompetenz											
Unterschrift											
Datum											
Methoden-Kompetenz											
Personelle Kompetenz											
Soziale Kompetenz											
Fach-kompetenz											
Seitenzahl	38	39	40	41	43	45	46	49	50	53	54

Verlauf der Kompetenzentwicklung – Instrument zur Beurteilung

	Sturzprophylaxe	Diabetes mellitus – Behandlungsmöglichkeiten	Diabetes mellitus – Ernährung und Bewegung	Beobachtung des Schlafs/ Selbstbeobachtung	Der Schlaf des älteren Menschen	Medikamente bei Schlafstörungen	Beobachtung Urin	Urininkontinenz	Toilettentraining	Inkontinenzhilfsmittel	Zystitisprophylaxe
Unterschrift											
Datum											
Methoden-Kompetenz											
Personelle Kompetenz											
Soziale Kompetenz											
Fach-kompetenz											
Unterschrift											
Datum											
Methoden-Kompetenz											
Personelle Kompetenz											
Soziale Kompetenz											
Fach-kompetenz											
Unterschrift											
Datum											
Methoden-Kompetenz											
Personelle Kompetenz											
Soziale Kompetenz											
Fach-kompetenz											
Seitenzahl	56	58	59	61	62	63	64	65	66	68	69

Verlauf der Kompetenzentwicklung – Instrument zur Beurteilung

Unterschrift											
Datum											
Methoden-Kompetenz											
Personelle Kompetenz											
Soziale Kompetenz											
Fach-kompetenz											
Unterschrift											
Datum											
Methoden-Kompetenz											
Personelle Kompetenz											
Soziale Kompetenz											
Fach-kompetenz											
Unterschrift											
Datum											
Methoden-Kompetenz											
Personelle Kompetenz											
Soziale Kompetenz											
Fach-kompetenz											
Seitenzahl	71	73	74	75	77	79	80	82	83	85	86
	Obsipationsprophylaxe	Behandlung bei Obstipation	Bewegungsapparat – Osteoporose	Ernährung und Bewegung bei Osteoporose	Atemwegserkrankungen – COPD	Medikamente bei Atemwegserkrankungen	Herzerkrankungen – chronische Herzinsuffizienz	Gängige Medikamente bei Herzinsuffizienz	Herzerkrankungen – KHK	Wahrnehmungsübung – Selbsterfahrung zur Sinneswahrnehmung	Pflege bei Sehbehinderung

Verlauf der Kompetenzentwicklung – Instrument zur Beurteilung

	Pflege bei Hörbehinderungen	Umgang mit Hörgeräten	Pflege bei Aphasie	Begleitung schwerstkranker Pflegebedürftiger	Schmerz	Pflege bei Apoplexie/ Bobath-Konzept	Pflege bei Morbus Parkinson	Gängige Medikamente bei Morbus Parkinson	Gedächtnistraining	Validierende Gesprächsführung bei Menschen mit gerontopsychiatrischen Veränderungen	Einsatz von Orientierungshilfen
Unterschrift											
Datum											
Methoden-Kompetenz											
Personelle Kompetenz											
Soziale Kompetenz											
Fachkompetenz											
Unterschrift											
Datum											
Methoden-Kompetenz											
Personelle Kompetenz											
Soziale Kompetenz											
Fachkompetenz											
Unterschrift											
Datum											
Methoden-Kompetenz											
Personelle Kompetenz											
Soziale Kompetenz											
Fachkompetenz											
Seitenzahl	88	90	91	93	94	96	99	101	102	104	106

Verlauf der Kompetenzentwicklung – Instrument zur Beurteilung

	Umgang mit Arzneimitteln	Pulskontrolle	Blutdruckkontrolle	Injektionen – Subkutane Injektion	Injektionen – Intramuskuläre Injektion	Enterale Ernährung über PEG und PEJ	Infusionen – Richten und Legen einer subkutanen Infusion	Wundmanagement – Phasengerechte Wundauflagen	Wundmanagement – Aseptischer Verbandswechsel	Wundmanagement – Septischer Verbandswechsel	Blasenkatheterismus
Unterschrift											
Datum											
Methoden-Kompetenz											
Personelle Kompetenz											
Soziale Kompetenz											
Fach-kompetenz											
Unterschrift											
Datum											
Methoden-Kompetenz											
Personelle Kompetenz											
Soziale Kompetenz											
Fach-kompetenz											
Unterschrift											
Datum											
Methoden-Kompetenz											
Personelle Kompetenz											
Soziale Kompetenz											
Fach-kompetenz											
Seitenzahl	107	110	112	115	118	121	123	126	128	131	134

Verlauf der Kompetenzentwicklung – Instrument zur Beurteilung

	Stomapflege	Tracheostoma	Endotracheales Absaugen	Sauerstoffzufuhr	Inhalationen	Gestaltung der Wohnumwelt	Gestaltung der Wohnumwelt eines immobilen Pflegebedürftigen	Kulturelles Leben	Kurzaktivierungsanleitung im Jahreszeitenlauf	Musik erleben und gestalten	Bewegung und Tanz
Unterschrift											
Datum											
Methoden-Kompetenz											
Personelle Kompetenz											
Soziale Kompetenz											
Fach-kompetenz											
Unterschrift											
Datum											
Methoden-Kompetenz											
Personelle Kompetenz											
Soziale Kompetenz											
Fach-kompetenz											
Unterschrift											
Datum											
Methoden-Kompetenz											
Personelle Kompetenz											
Soziale Kompetenz											
Fach-kompetenz											
Seitenzahl	137	139	142	145	148	150	152	153	154	156	158

Reflexionsbogen für Auszubildende und Praxisanleiterin

Handlungskompetenzen	Auszubildender					Praxisanleiterin				
Fachkompetenz	++	+	+ –	–	– –	++	+	+ –	–	– –
Theoretisches Fachwissen										
Angewandtes Fachwissen										
Soziale Kompetenz	++	+	+ –	–	– –	++	+	+ –	–	– –
Kommunikation mit den Pflegebedürftigen										
Kommunikation mit Kolleginnen										
Einfühlungsvermögen										
Umgang mit Konflikten										
Personelle Kompetenz	++	+	+ –	–	– –	++	+	+ –	–	– –
Lernbereitschaft/Interesse										
Selbstständigkeit										
Kontinuität – Lernen/Arbeiten										
Ausdrucksfähigkeit										
Überzeugungsfähigkeit										
Verantwortungsbewusstsein										
Kritikfähigkeit										
Reflexionsfähigkeit										
Methodenkompetenz	++	+	+ –	–	– –	++	+	+ –	–	– –
Umgang mit verschiedenen Lerntechniken										
Umgang mit verschiedenen Präsentationsmethoden										

Legende
++ sehr gut   – ausreichend
+ gut   – – mangelhaft
+ – befriedigend